DIESES BUCH GEHÖRT

____

____

____

____

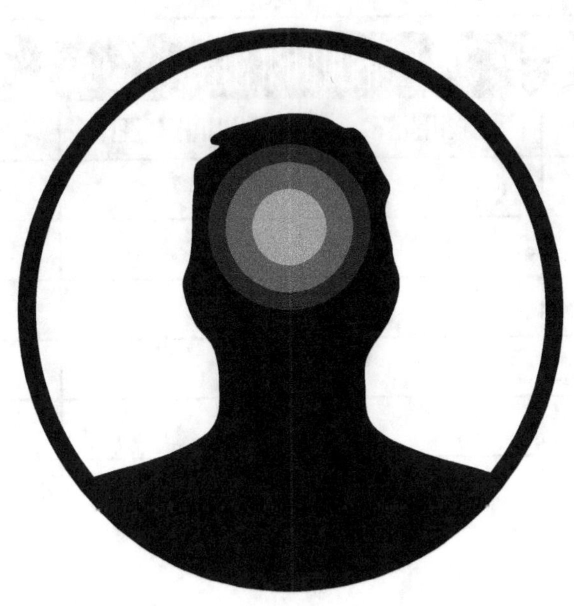

| DATUM | | WOCHENTAG | |

| DAUER | | STÄRKE | ○ LEICHT | ○ MITTEL | ○ STARK |

POSITION

○ RECHTS ○ LINKS ○ STIRN ○ MITTIG ○ OHR ○ SCHLÄFE ○ HINTEN

BEGLEITSYMPTOME

○ ÜBELKEIT ○ ERBRECHEN ○ SCHWINDEL ○ SCHWÄCHE

○ LICHTEMPFINDLICHKEIT ○ LÄRMEMPFINDLICHKEIT ○ APPETITLOSIGKEIT ○ GERUCHSEMPFINDLICHKEIT

○ SPRACHSTÖRUNGEN ○ SEHSTÖRUNGEN ○ _________ ○ _________ ○ _________

AUSLÖSER

○ STRESS ○ EMOTIONEN ○ HORMONE ○ ERNÄHRUNG

○ ERSCHÖPFUNG ○ FLÜSSIGKEITSMANGEL ○ WETTER ○ ALKOHOL

○ _________ ○ _________ ○ _________ ○ _________ ○ _________

MEDIKAMENTE

MEDIKAMENT	DOSIS	EINNAHMEZEIT	WIRKUNG

NOTIZEN

MEDIKAMENTE

MEDIKAMENT	DOSIS	EINNAHMEZEIT	WIRKUNG

NOTIZEN

| DATUM | | WOCHENTAG | |

| DAUER | | STÄRKE | ○ LEICHT | ○ MITTEL | ○ STARK |

POSITION
○ RECHTS ○ LINKS ○ STIRN ○ MITTIG ○ OHR ○ SCHLÄFE ○ HINTEN

BEGLEITSYMPTOME
○ ÜBELKEIT ○ ERBRECHEN ○ SCHWINDEL ○ SCHWÄCHE
○ LICHTEMPFINDLICHKEIT ○ LÄRMEMPFINDLICHKEIT ○ APPETITLOSIGKEIT ○ GERUCHSEMPFINDLICHKEIT
○ SPRACHSTÖRUNGEN ○ SEHSTÖRUNGEN ○ _________ ○ _________ ○ _________

AUSLÖSER
○ STRESS ○ EMOTIONEN ○ HORMONE ○ ERNÄHRUNG
○ ERSCHÖPFUNG ○ FLÜSSIGKEITSMANGEL ○ WETTER ○ ALKOHOL
○ _________ ○ _________ ○ _________ ○ _________ ○ _________

MEDIKAMENTE

MEDIKAMENT	DOSIS	EINNAHMEZEIT	WIRKUNG

NOTIZEN

| DATUM | | WOCHENTAG | |

| DAUER | | STÄRKE | ○ LEICHT | ○ MITTEL | ○ STARK |

POSITION
○ RECHTS ○ LINKS ○ STIRN ○ MITTIG ○ OHR ○ SCHLÄFE ○ HINTEN

BEGLEITSYMPTOME

○ ÜBELKEIT ○ ERBRECHEN ○ SCHWINDEL ○ SCHWÄCHE

○ LICHTEMPFINDLICHKEIT ○ LÄRMEMPFINDLICHKEIT ○ APPETITLOSIGKEIT ○ GERUCHSEMPFINDLICHKEIT

○ SPRACHSTÖRUNGEN ○ SEHSTÖRUNGEN ○ _________ ○ _________ ○ _________

AUSLÖSER

○ STRESS ○ EMOTIONEN ○ HORMONE ○ ERNÄHRUNG

○ ERSCHÖPFUNG ○ FLÜSSIGKEITSMANGEL ○ WETTER ○ ALKOHOL

○ _________ ○ _________ ○ _________ ○ _________ ○ _________

MEDIKAMENTE

MEDIKAMENT	DOSIS	EINNAHMEZEIT	WIRKUNG

NOTIZEN

DATUM

WOCHENTAG

DAUER

STÄRKE ○ LEICHT ○ MITTEL ○ STARK

POSITION ○ RECHTS ○ LINKS ○ STIRN ○ MITTIG ○ OHR ○ SCHLÄFE ○ HINTEN

BEGLEITSYMPTOME

○ ÜBELKEIT ○ ERBRECHEN ○ SCHWINDEL ○ SCHWÄCHE

○ LICHTEMPFINDLICHKEIT ○ LÄRMEMPFINDLICHKEIT ○ APPETITLOSIGKEIT ○ GERUCHSEMPFINDLICHKEIT

○ SPRACHSTÖRUNGEN ○ SEHSTÖRUNGEN ○ ________ ○ ________ ○ ________

AUSLÖSER

○ STRESS ○ EMOTIONEN ○ HORMONE ○ ERNÄHRUNG

○ ERSCHÖPFUNG ○ FLÜSSIGKEITSMANGEL ○ WETTER ○ ALKOHOL

○ ________ ○ ________ ○ ________ ○ ________ ○ ________

MEDIKAMENTE

MEDIKAMENT	DOSIS	EINNAHMEZEIT	WIRKUNG

NOTIZEN

MEDIKAMENTE

MEDIKAMENT	DOSIS	EINNAHMEZEIT	WIRKUNG

| DATUM | | WOCHENTAG | |

| DAUER | | STÄRKE | ○ LEICHT | ○ MITTEL | ○ STARK |

POSITION ○ RECHTS ○ LINKS ○ STIRN ○ MITTIG ○ OHR ○ SCHLÄFE ○ HINTEN

BEGLEITSYMPTOME

○ ÜBELKEIT ○ ERBRECHEN ○ SCHWINDEL ○ SCHWÄCHE

○ LICHTEMPFINDLICHKEIT ○ LÄRMEMPFINDLICHKEIT ○ APPETITLOSIGKEIT ○ GERUCHSEMPFINDLICHKEIT

○ SPRACHSTÖRUNGEN ○ SEHSTÖRUNGEN ○ _________ ○ _________ ○ _________

AUSLÖSER

○ STRESS ○ EMOTIONEN ○ HORMONE ○ ERNÄHRUNG

○ ERSCHÖPFUNG ○ FLÜSSIGKEITSMANGEL ○ WETTER ○ ALKOHOL

○ _________ ○ _________ ○ _________ ○ _________ ○ _________

MEDIKAMENTE

MEDIKAMENT	DOSIS	EINNAHMEZEIT	WIRKUNG

NOTIZEN

DATUM		WOCHENTAG	

DAUER		STÄRKE	○ LEICHT	○ MITTEL	○ STARK

POSITION ○ RECHTS ○ LINKS ○ STIRN ○ MITTIG ○ OHR ○ SCHLÄFE ○ HINTEN

BEGLEITSYMPTOME

○ ÜBELKEIT ○ ERBRECHEN ○ SCHWINDEL ○ SCHWÄCHE

○ LICHTEMPFINDLICHKEIT ○ LÄRMEMPFINDLICHKEIT ○ APPETITLOSIGKEIT ○ GERUCHSEMPFINDLICHKEIT

○ SPRACHSTÖRUNGEN ○ SEHSTÖRUNGEN ○ ________ ○ ________ ○ ________

AUSLÖSER

○ STRESS ○ EMOTIONEN ○ HORMONE ○ ERNÄHRUNG

○ ERSCHÖPFUNG ○ FLÜSSIGKEITSMANGEL ○ WETTER ○ ALKOHOL

○ ________ ○ ________ ○ ________ ○ ________ ○ ________

MEDIKAMENTE

MEDIKAMENT	DOSIS	EINNAHMEZEIT	WIRKUNG

NOTIZEN

| DATUM | | WOCHENTAG | |

| DAUER | | STÄRKE | ○ LEICHT | ○ MITTEL | ○ STARK |

POSITION

○ RECHTS   ○ LINKS   ○ STIRN   ○ MITTIG   ○ OHR   ○ SCHLÄFE   ○ HINTEN

BEGLEITSYMPTOME

○ ÜBELKEIT   ○ ERBRECHEN   ○ SCHWINDEL   ○ SCHWÄCHE

○ LICHTEMPFINDLICHKEIT   ○ LÄRMEMPFINDLICHKEIT   ○ APPETITLOSIGKEIT   ○ GERUCHSEMPFINDLICHKEIT

○ SPRACHSTÖRUNGEN   ○ SEHSTÖRUNGEN   ○ __________   ○ __________   ○ __________

AUSLÖSER

○ STRESS   ○ EMOTIONEN   ○ HORMONE   ○ ERNÄHRUNG

○ ERSCHÖPFUNG   ○ FLÜSSIGKEITSMANGEL   ○ WETTER   ○ ALKOHOL

○ __________   ○ __________   ○ __________   ○ __________   ○ __________

MEDIKAMENTE

MEDIKAMENT	DOSIS	EINNAHMEZEIT	WIRKUNG

NOTIZEN

| **DATUM** | | **WOCHENTAG** | |

| **DAUER** | | **STÄRKE** | ○ LEICHT | ○ MITTEL | ○ STARK |

POSITION ○ RECHTS ○ LINKS ○ STIRN ○ MITTIG ○ OHR ○ SCHLÄFE ○ HINTEN

BEGLEITSYMPTOME

○ ÜBELKEIT ○ ERBRECHEN ○ SCHWINDEL ○ SCHWÄCHE

○ LICHTEMPFINDLICHKEIT ○ LÄRMEMPFINDLICHKEIT ○ APPETITLOSIGKEIT ○ GERUCHSEMPFINDLICHKEIT

○ SPRACHSTÖRUNGEN ○ SEHSTÖRUNGEN ○ _______ ○ _______ ○ _______

AUSLÖSER

○ STRESS ○ EMOTIONEN ○ HORMONE ○ ERNÄHRUNG

○ ERSCHÖPFUNG ○ FLÜSSIGKEITSMANGEL ○ WETTER ○ ALKOHOL

○ _______ ○ _______ ○ _______ ○ _______ ○ _______

MEDIKAMENTE

MEDIKAMENT	DOSIS	EINNAHMEZEIT	WIRKUNG

NOTIZEN

DATUM		WOCHENTAG	

DAUER		STÄRKE	○ LEICHT	○ MITTEL	○ STARK

POSITION

○ RECHTS   ○ LINKS   ○ STIRN   ○ MITTIG   ○ OHR   ○ SCHLÄFE   ○ HINTEN

BEGLEITSYMPTOME

○ ÜBELKEIT   ○ ERBRECHEN   ○ SCHWINDEL   ○ SCHWÄCHE

○ LICHTEMPFINDLICHKEIT   ○ LÄRMEMPFINDLICHKEIT   ○ APPETITLOSIGKEIT   ○ GERUCHSEMPFINDLICHKEIT

○ SPRACHSTÖRUNGEN   ○ SEHSTÖRUNGEN   ○ __________   ○ __________   ○ __________

AUSLÖSER

○ STRESS   ○ EMOTIONEN   ○ HORMONE   ○ ERNÄHRUNG

○ ERSCHÖPFUNG   ○ FLÜSSIGKEITSMANGEL   ○ WETTER   ○ ALKOHOL

○ __________   ○ __________   ○ __________   ○ __________   ○ __________

MEDIKAMENTE

MEDIKAMENT	DOSIS	EINNAHMEZEIT	WIRKUNG

NOTIZEN

DATUM

WOCHENTAG

DAUER

STÄRKE

○ LEICHT   ○ MITTEL   ○ STARK

POSITION

○ RECHTS   ○ LINKS   ○ STIRN   ○ MITTIG   ○ OHR   ○ SCHLÄFE   ○ HINTEN

BEGLEITSYMPTOME

○ ÜBELKEIT   ○ ERBRECHEN   ○ SCHWINDEL   ○ SCHWÄCHE

○ LICHTEMPFINDLICHKEIT   ○ LÄRMEMPFINDLICHKEIT   ○ APPETITLOSIGKEIT   ○ GERUCHSEMPFINDLICHKEIT

○ SPRACHSTÖRUNGEN   ○ SEHSTÖRUNGEN   ○ ______   ○ ______   ○ ______

AUSLÖSER

○ STRESS   ○ EMOTIONEN   ○ HORMONE   ○ ERNÄHRUNG

○ ERSCHÖPFUNG   ○ FLÜSSIGKEITSMANGEL   ○ WETTER   ○ ALKOHOL

○ ______   ○ ______   ○ ______   ○ ______   ○ ______

MEDIKAMENTE

MEDIKAMENT	DOSIS	EINNAHMEZEIT	WIRKUNG

NOTIZEN

DATUM		WOCHENTAG	

| DAUER | | STÄRKE | ○ LEICHT | ○ MITTEL | ○ STARK |

POSITION

○ RECHTS ○ LINKS ○ STIRN ○ MITTIG ○ OHR ○ SCHLÄFE ○ HINTEN

BEGLEITSYMPTOME

○ ÜBELKEIT ○ ERBRECHEN ○ SCHWINDEL ○ SCHWÄCHE

○ LICHTEMPFINDLICHKEIT ○ LÄRMEMPFINDLICHKEIT ○ APPETITLOSIGKEIT ○ GERUCHSEMPFINDLICHKEIT

○ SPRACHSTÖRUNGEN ○ SEHSTÖRUNGEN ○ _________ ○ _________ ○ _________

AUSLÖSER

○ STRESS ○ EMOTIONEN ○ HORMONE ○ ERNÄHRUNG

○ ERSCHÖPFUNG ○ FLÜSSIGKEITSMANGEL ○ WETTER ○ ALKOHOL

○ _________ ○ _________ ○ _________ ○ _________ ○ _________

MEDIKAMENTE

MEDIKAMENT	DOSIS	EINNAHMEZEIT	WIRKUNG

NOTIZEN

DAUER

STÄRKE   ○ LEICHT   ○ MITTEL   ○ STARK

POSITION   ○ RECHTS   ○ LINKS   ○ STIRN   ○ MITTIG   ○ OHR   ○ SCHLÄFE   ○ HINTEN

BEGLEITSYMPTOME

○ ÜBELKEIT   ○ ERBRECHEN   ○ SCHWINDEL   ○ SCHWÄCHE

○ LICHTEMPFINDLICHKEIT   ○ LÄRMEMPFINDLICHKEIT   ○ APPETITLOSIGKEIT   ○ GERUCHSEMPFINDLICHKEIT

○ SPRACHSTÖRUNGEN   ○ SEHSTÖRUNGEN   ○ __________   ○ __________   ○ __________

AUSLÖSER

○ STRESS   ○ EMOTIONEN   ○ HORMONE   ○ ERNÄHRUNG

○ ERSCHÖPFUNG   ○ FLÜSSIGKEITSMANGEL   ○ WETTER   ○ ALKOHOL

○ __________   ○ __________   ○ __________   ○ __________   ○ __________

MEDIKAMENTE

MEDIKAMENT	DOSIS	EINNAHMEZEIT	WIRKUNG

NOTIZEN

DATUM		WOCHENTAG	

DAUER

STÄRKE ○ LEICHT ○ MITTEL ○ STARK

POSITION ○ RECHTS ○ LINKS ○ STIRN ○ MITTIG ○ OHR ○ SCHLÄFE ○ HINTEN

BEGLEITSYMPTOME

○ ÜBELKEIT ○ ERBRECHEN ○ SCHWINDEL ○ SCHWÄCHE

○ LICHTEMPFINDLICHKEIT ○ LÄRMEMPFINDLICHKEIT ○ APPETITLOSIGKEIT ○ GERUCHSEMPFINDLICHKEIT

○ SPRACHSTÖRUNGEN ○ SEHSTÖRUNGEN ○ ______ ○ ______ ○ ______

AUSLÖSER

○ STRESS ○ EMOTIONEN ○ HORMONE ○ ERNÄHRUNG

○ ERSCHÖPFUNG ○ FLÜSSIGKEITSMANGEL ○ WETTER ○ ALKOHOL

○ ______ ○ ______ ○ ______ ○ ______ ○ ______

MEDIKAMENTE

MEDIKAMENT	DOSIS	EINNAHMEZEIT	WIRKUNG

NOTIZEN

DATUM		WOCHENTAG	

DATUM

DAUER

WOCHENTAG

STÄRKE ○ LEICHT ○ MITTEL ○ STARK

POSITION ○ RECHTS ○ LINKS ○ STIRN ○ MITTIG ○ OHR ○ SCHLÄFE ○ HINTEN

BEGLEITSYMPTOME

○ ÜBELKEIT ○ ERBRECHEN ○ SCHWINDEL ○ SCHWÄCHE

○ LICHTEMPFINDLICHKEIT ○ LÄRMEMPFINDLICHKEIT ○ APPETITLOSIGKEIT ○ GERUCHSEMPFINDLICHKEIT

○ SPRACHSTÖRUNGEN ○ SEHSTÖRUNGEN ○ ______ ○ ______ ○ ______

AUSLÖSER

○ STRESS ○ EMOTIONEN ○ HORMONE ○ ERNÄHRUNG

○ ERSCHÖPFUNG ○ FLÜSSIGKEITSMANGEL ○ WETTER ○ ALKOHOL

○ ______ ○ ______ ○ ______ ○ ______ ○ ______

MEDIKAMENTE

MEDIKAMENT	DOSIS	EINNAHMEZEIT	WIRKUNG

NOTIZEN

DATUM

WOCHENTAG

DAUER

STÄRKE
LEICHT   MITTEL   STARK

POSITION
RECHTS   LINKS   STIRN   MITTIG   OHR   SCHLÄFE   HINTEN

BEGLEITSYMPTOME
ÜBELKEIT   ERBRECHEN   SCHWINDEL   SCHWÄCHE

LICHTEMPFINDLICHKEIT   LÄRMEMPFINDLICHKEIT   APPETITLOSIGKEIT   GERUCHSEMPFINDLICHKEIT

SPRACHSTÖRUNGEN   SEHSTÖRUNGEN

AUSLÖSER
STRESS   EMOTIONEN   HORMONE   ERNÄHRUNG

ERSCHÖPFUNG   FLÜSSIGKEITSMANGEL   WETTER   ALKOHOL

MEDIKAMENTE

MEDIKAMENT	DOSIS	EINNAHMEZEIT	WIRKUNG

NOTIZEN

DATUM		WOCHENTAG	

| DAUER | | STÄRKE | ○ LEICHT | ○ MITTEL | ○ STARK |

POSITION
○ RECHTS ○ LINKS ○ STIRN ○ MITTIG ○ OHR ○ SCHLÄFE ○ HINTEN

BEGLEITSYMPTOME

○ ÜBELKEIT ○ ERBRECHEN ○ SCHWINDEL ○ SCHWÄCHE

○ LICHTEMPFINDLICHKEIT ○ LÄRMEMPFINDLICHKEIT ○ APPETITLOSIGKEIT ○ GERUCHSEMPFINDLICHKEIT

○ SPRACHSTÖRUNGEN ○ SEHSTÖRUNGEN ○ ________ ○ ________ ○ ________

AUSLÖSER

○ STRESS ○ EMOTIONEN ○ HORMONE ○ ERNÄHRUNG

○ ERSCHÖPFUNG ○ FLÜSSIGKEITSMANGEL ○ WETTER ○ ALKOHOL

○ ________ ○ ________ ○ ________ ○ ________ ○ ________

MEDIKAMENTE

MEDIKAMENT	DOSIS	EINNAHMEZEIT	WIRKUNG

NOTIZEN

| DATUM | | WOCHENTAG | |

| DAUER | | STÄRKE | ○ LEICHT | ○ MITTEL | ○ STARK |

POSITION
○ RECHTS ○ LINKS ○ STIRN ○ MITTIG ○ OHR ○ SCHLÄFE ○ HINTEN

BEGLEITSYMPTOME

○ ÜBELKEIT ○ ERBRECHEN ○ SCHWINDEL ○ SCHWÄCHE

○ LICHTEMPFINDLICHKEIT ○ LÄRMEMPFINDLICHKEIT ○ APPETITLOSIGKEIT ○ GERUCHSEMPFINDLICHKEIT

○ SPRACHSTÖRUNGEN ○ SEHSTÖRUNGEN ○ __________ ○ __________ ○ __________

AUSLÖSER

○ STRESS ○ EMOTIONEN ○ HORMONE ○ ERNÄHRUNG

○ ERSCHÖPFUNG ○ FLÜSSIGKEITSMANGEL ○ WETTER ○ ALKOHOL

○ __________ ○ __________ ○ __________ ○ __________ ○ __________

MEDIKAMENTE

MEDIKAMENT	DOSIS	EINNAHMEZEIT	WIRKUNG

NOTIZEN

| DATUM | | WOCHENTAG | |

| DAUER | | STÄRKE | ○ LEICHT | ○ MITTEL | ○ STARK |

| POSITION | ○ RECHTS | ○ LINKS | ○ STIRN | ○ MITTIG | ○ OHR | ○ SCHLÄFE | ○ HINTEN |

BEGLEITSYMPTOME

○ ÜBELKEIT ○ ERBRECHEN ○ SCHWINDEL ○ SCHWÄCHE

○ LICHTEMPFINDLICHKEIT ○ LÄRMEMPFINDLICHKEIT ○ APPETITLOSIGKEIT ○ GERUCHSEMPFINDLICHKEIT

○ SPRACHSTÖRUNGEN ○ SEHSTÖRUNGEN ○ ______ ○ ______ ○ ______

AUSLÖSER

○ STRESS ○ EMOTIONEN ○ HORMONE ○ ERNÄHRUNG

○ ERSCHÖPFUNG ○ FLÜSSIGKEITSMANGEL ○ WETTER ○ ALKOHOL

○ ______ ○ ______ ○ ______ ○ ______ ○ ______

MEDIKAMENTE

MEDIKAMENT	DOSIS	EINNAHMEZEIT	WIRKUNG

NOTIZEN

| DATUM | | WOCHENTAG | |

| DAUER | | STÄRKE | ◯ LEICHT | ◯ MITTEL | ◯ STARK |

POSITION
◯ RECHTS ◯ LINKS ◯ STIRN ◯ MITTIG ◯ OHR ◯ SCHLÄFE ◯ HINTEN

BEGLEITSYMPTOME

◯ ÜBELKEIT ◯ ERBRECHEN ◯ SCHWINDEL ◯ SCHWÄCHE

◯ LICHTEMPFINDLICHKEIT ◯ LÄRMEMPFINDLICHKEIT ◯ APPETITLOSIGKEIT ◯ GERUCHSEMPFINDLICHKEIT

◯ SPRACHSTÖRUNGEN ◯ SEHSTÖRUNGEN ◯ _______ ◯ _______ ◯ _______

AUSLÖSER

◯ STRESS ◯ EMOTIONEN ◯ HORMONE ◯ ERNÄHRUNG

◯ ERSCHÖPFUNG ◯ FLÜSSIGKEITSMANGEL ◯ WETTER ◯ ALKOHOL

◯ _______ ◯ _______ ◯ _______ ◯ _______ ◯ _______

MEDIKAMENTE

MEDIKAMENT	DOSIS	EINNAHMEZEIT	WIRKUNG

NOTIZEN

MEDIKAMENTE

MEDIKAMENT	DOSIS	EINNAHMEZEIT	WIRKUNG

DATUM		WOCHENTAG	

DAUER		STÄRKE	○ LEICHT	○ MITTEL	○ STARK

POSITION

○ RECHTS ○ LINKS ○ STIRN ○ MITTIG ○ OHR ○ SCHLÄFE ○ HINTEN

BEGLEITSYMPTOME

○ ÜBELKEIT ○ ERBRECHEN ○ SCHWINDEL ○ SCHWÄCHE

○ LICHTEMPFINDLICHKEIT ○ LÄRMEMPFINDLICHKEIT ○ APPETITLOSIGKEIT ○ GERUCHSEMPFINDLICHKEIT

○ SPRACHSTÖRUNGEN ○ SEHSTÖRUNGEN ○ ________ ○ ________ ○ ________

AUSLÖSER

○ STRESS ○ EMOTIONEN ○ HORMONE ○ ERNÄHRUNG

○ ERSCHÖPFUNG ○ FLÜSSIGKEITSMANGEL ○ WETTER ○ ALKOHOL

○ ________ ○ ________ ○ ________ ○ ________ ○ ________

MEDIKAMENTE

MEDIKAMENT	DOSIS	EINNAHMEZEIT	WIRKUNG

NOTIZEN

MEDIKAMENTE

MEDIKAMENT	DOSIS	EINNAHMEZEIT	WIRKUNG

DATUM

WOCHENTAG

DAUER

STÄRKE ◯ LEICHT ◯ MITTEL ◯ STARK

POSITION ◯ RECHTS ◯ LINKS ◯ STIRN ◯ MITTIG ◯ OHR ◯ SCHLÄFE ◯ HINTEN

BEGLEITSYMPTOME

◯ ÜBELKEIT ◯ ERBRECHEN ◯ SCHWINDEL ◯ SCHWÄCHE

◯ LICHTEMPFINDLICHKEIT ◯ LÄRMEMPFINDLICHKEIT ◯ APPETITLOSIGKEIT ◯ GERUCHSEMPFINDLICHKEIT

◯ SPRACHSTÖRUNGEN ◯ SEHSTÖRUNGEN ◯ _________ ◯ _________ ◯ _________

AUSLÖSER

◯ STRESS ◯ EMOTIONEN ◯ HORMONE ◯ ERNÄHRUNG

◯ ERSCHÖPFUNG ◯ FLÜSSIGKEITSMANGEL ◯ WETTER ◯ ALKOHOL

◯ _________ ◯ _________ ◯ _________ ◯ _________ ◯ _________

MEDIKAMENTE

MEDIKAMENT	DOSIS	EINNAHMEZEIT	WIRKUNG

NOTIZEN

DATUM		WOCHENTAG	

DAUER

STÄRKE
- ◯ LEICHT
- ◯ MITTEL
- ◯ STARK

POSITION
- ◯ RECHTS
- ◯ LINKS
- ◯ STIRN
- ◯ MITTIG
- ◯ OHR
- ◯ SCHLÄFE
- ◯ HINTEN

BEGLEITSYMPTOME

- ◯ ÜBELKEIT
- ◯ ERBRECHEN
- ◯ SCHWINDEL
- ◯ SCHWÄCHE
- ◯ LICHTEMPFINDLICHKEIT
- ◯ LÄRMEMPFINDLICHKEIT
- ◯ APPETITLOSIGKEIT
- ◯ GERUCHSEMPFINDLICHKEIT
- ◯ SPRACHSTÖRUNGEN
- ◯ SEHSTÖRUNGEN
- ◯ _______________
- ◯ _______________
- ◯ _______________

AUSLÖSER

- ◯ STRESS
- ◯ EMOTIONEN
- ◯ HORMONE
- ◯ ERNÄHRUNG
- ◯ ERSCHÖPFUNG
- ◯ FLÜSSIGKEITSMANGEL
- ◯ WETTER
- ◯ ALKOHOL
- ◯ _______________
- ◯ _______________
- ◯ _______________
- ◯ _______________
- ◯ _______________

MEDIKAMENTE

MEDIKAMENT	DOSIS	EINNAHMEZEIT	WIRKUNG

NOTIZEN

| DATUM | | WOCHENTAG | |

| DAUER | | STÄRKE | LEICHT | MITTEL | STARK |

POSITION
- RECHTS
- LINKS
- STIRN
- MITTIG
- OHR
- SCHLÄFE
- HINTEN

BEGLEITSYMPTOME
- ÜBELKEIT
- ERBRECHEN
- SCHWINDEL
- SCHWÄCHE
- LICHTEMPFINDLICHKEIT
- LÄRMEMPFINDLICHKEIT
- APPETITLOSIGKEIT
- GERUCHSEMPFINDLICHKEIT
- SPRACHSTÖRUNGEN
- SEHSTÖRUNGEN
- _____
- _____
- _____

AUSLÖSER
- STRESS
- EMOTIONEN
- HORMONE
- ERNÄHRUNG
- ERSCHÖPFUNG
- FLÜSSIGKEITSMANGEL
- WETTER
- ALKOHOL
- _____
- _____
- _____
- _____
- _____

MEDIKAMENTE

MEDIKAMENT	DOSIS	EINNAHMEZEIT	WIRKUNG

NOTIZEN

DATUM		WOCHENTAG	

POSITION

○ RECHTS   ○ LINKS   ○ STIRN   ○ MITTIG   ○ OHR   ○ SCHLÄFE   ○ HINTEN

BEGLEITSYMPTOME

○ ÜBELKEIT   ○ ERBRECHEN   ○ SCHWINDEL   ○ SCHWÄCHE

○ LICHTEMPFINDLICHKEIT   ○ LÄRMEMPFINDLICHKEIT   ○ APPETITLOSIGKEIT   ○ GERUCHSEMPFINDLICHKEIT

○ SPRACHSTÖRUNGEN   ○ SEHSTÖRUNGEN   ○ ________   ○ ________   ○ ________

AUSLÖSER

○ STRESS   ○ EMOTIONEN   ○ HORMONE   ○ ERNÄHRUNG

○ ERSCHÖPFUNG   ○ FLÜSSIGKEITSMANGEL   ○ WETTER   ○ ALKOHOL

○ ________   ○ ________   ○ ________   ○ ________   ○ ________

MEDIKAMENTE

MEDIKAMENT	DOSIS	EINNAHMEZEIT	WIRKUNG

NOTIZEN

| DATUM | | WOCHENTAG | |

DATUM

WOCHENTAG

DAUER

STÄRKE
- ○ LEICHT
- ○ MITTEL
- ○ STARK

POSITION
- ○ RECHTS
- ○ LINKS
- ○ STIRN
- ○ MITTIG
- ○ OHR
- ○ SCHLÄFE
- ○ HINTEN

BEGLEITSYMPTOME
- ○ ÜBELKEIT
- ○ ERBRECHEN
- ○ SCHWINDEL
- ○ SCHWÄCHE
- ○ LICHTEMPFINDLICHKEIT
- ○ LÄRMEMPFINDLICHKEIT
- ○ APPETITLOSIGKEIT
- ○ GERUCHSEMPFINDLICHKEIT
- ○ SPRACHSTÖRUNGEN
- ○ SEHSTÖRUNGEN
- ○ __________
- ○ __________
- ○ __________

AUSLÖSER
- ○ STRESS
- ○ EMOTIONEN
- ○ HORMONE
- ○ ERNÄHRUNG
- ○ ERSCHÖPFUNG
- ○ FLÜSSIGKEITSMANGEL
- ○ WETTER
- ○ ALKOHOL
- ○ __________
- ○ __________
- ○ __________
- ○ __________
- ○ __________

MEDIKAMENTE

MEDIKAMENT	DOSIS	EINNAHMEZEIT	WIRKUNG

NOTIZEN

DATUM		WOCHENTAG	

DAUER		STÄRKE	○ LEICHT	○ MITTEL	○ STARK

POSITION

○ RECHTS　　○ LINKS　　○ STIRN　　○ MITTIG　　○ OHR　　○ SCHLÄFE　　○ HINTEN

BEGLEITSYMPTOME

○ ÜBELKEIT　　○ ERBRECHEN　　○ SCHWINDEL　　○ SCHWÄCHE

○ LICHTEMPFINDLICHKEIT　　○ LÄRMEMPFINDLICHKEIT　　○ APPETITLOSIGKEIT　　○ GERUCHSEMPFINDLICHKEIT

○ SPRACHSTÖRUNGEN　　○ SEHSTÖRUNGEN　　○ ___________　　○ ___________　　○ ___________

AUSLÖSER

○ STRESS　　○ EMOTIONEN　　○ HORMONE　　○ ERNÄHRUNG

○ ERSCHÖPFUNG　　○ FLÜSSIGKEITSMANGEL　　○ WETTER　　○ ALKOHOL

○ ___________　　○ ___________　　○ ___________　　○ ___________　　○ ___________

MEDIKAMENTE

MEDIKAMENT	DOSIS	EINNAHMEZEIT	WIRKUNG

NOTIZEN

DATUM		WOCHENTAG	

DAUER

STÄRKE ○ LEICHT ○ MITTEL ○ STARK

POSITION ○ RECHTS ○ LINKS ○ STIRN ○ MITTIG ○ OHR ○ SCHLÄFE ○ HINTEN

BEGLEITSYMPTOME

○ ÜBELKEIT ○ ERBRECHEN ○ SCHWINDEL ○ SCHWÄCHE

○ LICHTEMPFINDLICHKEIT ○ LÄRMEMPFINDLICHKEIT ○ APPETITLOSIGKEIT ○ GERUCHSEMPFINDLICHKEIT

○ SPRACHSTÖRUNGEN ○ SEHSTÖRUNGEN ○ _______ ○ _______ ○ _______

AUSLÖSER

○ STRESS ○ EMOTIONEN ○ HORMONE ○ ERNÄHRUNG

○ ERSCHÖPFUNG ○ FLÜSSIGKEITSMANGEL ○ WETTER ○ ALKOHOL

○ _______ ○ _______ ○ _______ ○ _______ ○ _______

MEDIKAMENTE

MEDIKAMENT	DOSIS	EINNAHMEZEIT	WIRKUNG

NOTIZEN

| DATUM | | WOCHENTAG | |

| DAUER | | STÄRKE | ◯ LEICHT | ◯ MITTEL | ◯ STARK |

POSITION
◯ RECHTS ◯ LINKS ◯ STIRN ◯ MITTIG ◯ OHR ◯ SCHLÄFE ◯ HINTEN

BEGLEITSYMPTOME

◯ ÜBELKEIT ◯ ERBRECHEN ◯ SCHWINDEL ◯ SCHWÄCHE

◯ LICHTEMPFINDLICHKEIT ◯ LÄRMEMPFINDLICHKEIT ◯ APPETITLOSIGKEIT ◯ GERUCHSEMPFINDLICHKEIT

◯ SPRACHSTÖRUNGEN ◯ SEHSTÖRUNGEN ◯ _________ ◯ _________ ◯ _________

AUSLÖSER

◯ STRESS ◯ EMOTIONEN ◯ HORMONE ◯ ERNÄHRUNG

◯ ERSCHÖPFUNG ◯ FLÜSSIGKEITSMANGEL ◯ WETTER ◯ ALKOHOL

◯ _________ ◯ _________ ◯ _________ ◯ _________ ◯ _________

MEDIKAMENTE

MEDIKAMENT	DOSIS	EINNAHMEZEIT	WIRKUNG

NOTIZEN

WOCHENTAG

DAUER

STÄRKE
- ○ LEICHT
- ○ MITTEL
- ○ STARK

POSITION
- ○ RECHTS
- ○ LINKS
- ○ STIRN
- ○ MITTIG
- ○ OHR
- ○ SCHLÄFE
- ○ HINTEN

BEGLEITSYMPTOME

- ○ ÜBELKEIT
- ○ ERBRECHEN
- ○ SCHWINDEL
- ○ SCHWÄCHE
- ○ LICHTEMPFINDLICHKEIT
- ○ LÄRMEMPFINDLICHKEIT
- ○ APPETITLOSIGKEIT
- ○ GERUCHSEMPFINDLICHKEIT
- ○ SPRACHSTÖRUNGEN
- ○ SEHSTÖRUNGEN
- ○ __________
- ○ __________
- ○ __________

AUSLÖSER

- ○ STRESS
- ○ EMOTIONEN
- ○ HORMONE
- ○ ERNÄHRUNG
- ○ ERSCHÖPFUNG
- ○ FLÜSSIGKEITSMANGEL
- ○ WETTER
- ○ ALKOHOL
- ○ __________
- ○ __________
- ○ __________
- ○ __________
- ○ __________

MEDIKAMENTE

MEDIKAMENT	DOSIS	EINNAHMEZEIT	WIRKUNG

NOTIZEN

DATUM		WOCHENTAG	

DAUER		STÄRKE	○ LEICHT	○ MITTEL	○ STARK

POSITION

○ RECHTS ○ LINKS ○ STIRN ○ MITTIG ○ OHR ○ SCHLÄFE ○ HINTEN

BEGLEITSYMPTOME

○ ÜBELKEIT ○ ERBRECHEN ○ SCHWINDEL ○ SCHWÄCHE

○ LICHTEMPFINDLICHKEIT ○ LÄRMEMPFINDLICHKEIT ○ APPETITLOSIGKEIT ○ GERUCHSEMPFINDLICHKEIT

○ SPRACHSTÖRUNGEN ○ SEHSTÖRUNGEN ○ _______ ○ _______ ○ _______

AUSLÖSER

○ STRESS ○ EMOTIONEN ○ HORMONE ○ ERNÄHRUNG

○ ERSCHÖPFUNG ○ FLÜSSIGKEITSMANGEL ○ WETTER ○ ALKOHOL

○ _______ ○ _______ ○ _______ ○ _______ ○ _______

MEDIKAMENTE

MEDIKAMENT	DOSIS	EINNAHMEZEIT	WIRKUNG

NOTIZEN

DATUM		WOCHENTAG	

| DAUER | | STÄRKE | LEICHT | MITTEL | STARK |

POSITION: ○ RECHTS ○ LINKS ○ STIRN ○ MITTIG ○ OHR ○ SCHLÄFE ○ HINTEN

BEGLEITSYMPTOME

○ ÜBELKEIT ○ ERBRECHEN ○ SCHWINDEL ○ SCHWÄCHE

○ LICHTEMPFINDLICHKEIT ○ LÄRMEMPFINDLICHKEIT ○ APPETITLOSIGKEIT ○ GERUCHSEMPFINDLICHKEIT

○ SPRACHSTÖRUNGEN ○ SEHSTÖRUNGEN ○ __________ ○ __________ ○ __________

AUSLÖSER

○ STRESS ○ EMOTIONEN ○ HORMONE ○ ERNÄHRUNG

○ ERSCHÖPFUNG ○ FLÜSSIGKEITSMANGEL ○ WETTER ○ ALKOHOL

○ __________ ○ __________ ○ __________ ○ __________ ○ __________

MEDIKAMENTE

MEDIKAMENT	DOSIS	EINNAHMEZEIT	WIRKUNG

NOTIZEN

DATUM		**WOCHENTAG**	

DAUER		**STÄRKE**	○ LEICHT	○ MITTEL	○ STARK

POSITION
○ RECHTS   ○ LINKS   ○ STIRN   ○ MITTIG   ○ OHR   ○ SCHLÄFE   ○ HINTEN

BEGLEITSYMPTOME

○ ÜBELKEIT   ○ ERBRECHEN   ○ SCHWINDEL   ○ SCHWÄCHE

○ LICHTEMPFINDLICHKEIT   ○ LÄRMEMPFINDLICHKEIT   ○ APPETITLOSIGKEIT   ○ GERUCHSEMPFINDLICHKEIT

○ SPRACHSTÖRUNGEN   ○ SEHSTÖRUNGEN   ○ __________   ○ __________   ○ __________

AUSLÖSER

○ STRESS   ○ EMOTIONEN   ○ HORMONE   ○ ERNÄHRUNG

○ ERSCHÖPFUNG   ○ FLÜSSIGKEITSMANGEL   ○ WETTER   ○ ALKOHOL

○ __________   ○ __________   ○ __________   ○ __________   ○ __________

MEDIKAMENTE

MEDIKAMENT	DOSIS	EINNAHMEZEIT	WIRKUNG

NOTIZEN

DATUM

WOCHENTAG

DAUER

STÄRKE ○ LEICHT ○ MITTEL ○ STARK

POSITION ○ RECHTS ○ LINKS ○ STIRN ○ MITTIG ○ OHR ○ SCHLÄFE ○ HINTEN

BEGLEITSYMPTOME

○ ÜBELKEIT ○ ERBRECHEN ○ SCHWINDEL ○ SCHWÄCHE

○ LICHTEMPFINDLICHKEIT ○ LÄRMEMPFINDLICHKEIT ○ APPETITLOSIGKEIT ○ GERUCHSEMPFINDLICHKEIT

○ SPRACHSTÖRUNGEN ○ SEHSTÖRUNGEN ○ ________ ○ ________ ○ ________

AUSLÖSER

○ STRESS ○ EMOTIONEN ○ HORMONE ○ ERNÄHRUNG

○ ERSCHÖPFUNG ○ FLÜSSIGKEITSMANGEL ○ WETTER ○ ALKOHOL

○ ________ ○ ________ ○ ________ ○ ________ ○ ________

MEDIKAMENTE

MEDIKAMENT	DOSIS	EINNAHMEZEIT	WIRKUNG

NOTIZEN

DATUM		WOCHENTAG	

DAUER

STÄRKE ○ LEICHT ○ MITTEL ○ STARK

POSITION ○ RECHTS ○ LINKS ○ STIRN ○ MITTIG ○ OHR ○ SCHLÄFE ○ HINTEN

BEGLEITSYMPTOME

○ ÜBELKEIT ○ ERBRECHEN ○ SCHWINDEL ○ SCHWÄCHE

○ LICHTEMPFINDLICHKEIT ○ LÄRMEMPFINDLICHKEIT ○ APPETITLOSIGKEIT ○ GERUCHSEMPFINDLICHKEIT

○ SPRACHSTÖRUNGEN ○ SEHSTÖRUNGEN ○ _______ ○ _______ ○ _______

AUSLÖSER

○ STRESS ○ EMOTIONEN ○ HORMONE ○ ERNÄHRUNG

○ ERSCHÖPFUNG ○ FLÜSSIGKEITSMANGEL ○ WETTER ○ ALKOHOL

○ _______ ○ _______ ○ _______ ○ _______ ○ _______

MEDIKAMENTE

MEDIKAMENT	DOSIS	EINNAHMEZEIT	WIRKUNG

NOTIZEN

| DATUM | | WOCHENTAG | |

| DAUER | | STÄRKE | ○ LEICHT | ○ MITTEL | ○ STARK |

POSITION
○ RECHTS ○ LINKS ○ STIRN ○ MITTIG ○ OHR ○ SCHLÄFE ○ HINTEN

BEGLEITSYMPTOME
○ ÜBELKEIT ○ ERBRECHEN ○ SCHWINDEL ○ SCHWÄCHE
○ LICHTEMPFINDLICHKEIT ○ LÄRMEMPFINDLICHKEIT ○ APPETITLOSIGKEIT ○ GERUCHSEMPFINDLICHKEIT
○ SPRACHSTÖRUNGEN ○ SEHSTÖRUNGEN ○ __________ ○ __________ ○ __________

AUSLÖSER
○ STRESS ○ EMOTIONEN ○ HORMONE ○ ERNÄHRUNG
○ ERSCHÖPFUNG ○ FLÜSSIGKEITSMANGEL ○ WETTER ○ ALKOHOL
○ __________ ○ __________ ○ __________ ○ __________ ○ __________

MEDIKAMENTE

MEDIKAMENT	DOSIS	EINNAHMEZEIT	WIRKUNG

NOTIZEN

<table>
<tr><td>DATUM</td><td></td><td>WOCHENTAG</td><td></td></tr>
</table>

DATUM

WOCHENTAG

DAUER

STÄRKE — ○ LEICHT   ○ MITTEL   ○ STARK

POSITION — ○ RECHTS   ○ LINKS   ○ STIRN   ○ MITTIG   ○ OHR   ○ SCHLÄFE   ○ HINTEN

BEGLEITSYMPTOME

○ ÜBELKEIT   ○ ERBRECHEN   ○ SCHWINDEL   ○ SCHWÄCHE

○ LICHTEMPFINDLICHKEIT   ○ LÄRMEMPFINDLICHKEIT   ○ APPETITLOSIGKEIT   ○ GERUCHSEMPFINDLICHKEIT

○ SPRACHSTÖRUNGEN   ○ SEHSTÖRIINGEN   ○ __________   ○ __________   ○ __________

AUSLÖSER

○ STRESS   ○ EMOTIONEN   ○ HORMONE   ○ ERNÄHRUNG

○ ERSCHÖPFUNG   ○ FLÜSSIGKEITSMANGEL   ○ WETTER   ○ ALKOHOL

○ __________   ○ __________   ○ __________   ○ __________   ○ __________

MEDIKAMENTE

MEDIKAMENT	DOSIS	EINNAHMEZEIT	WIRKUNG

NOTIZEN

| DATUM | | WOCHENTAG | |

| DAUER | | STÄRKE | ○ LEICHT | ○ MITTEL | ○ STARK |

POSITION
○ RECHTS ○ LINKS ○ STIRN ○ MITTIG ○ OHR ○ SCHLÄFE ○ HINTEN

BEGLEITSYMPTOME

○ ÜBELKEIT ○ ERBRECHEN ○ SCHWINDEL ○ SCHWÄCHE

○ LICHTEMPFINDLICHKEIT ○ LÄRMEMPFINDLICHKEIT ○ APPETITLOSIGKEIT ○ GERUCHSEMPFINDLICHKEIT

○ SPRACHSTÖRUNGEN ○ SEHSTÖRUNGEN ○ _______ ○ _______ ○ _______

AUSLÖSER

○ STRESS ○ EMOTIONEN ○ HORMONE ○ ERNÄHRUNG

○ ERSCHÖPFUNG ○ FLÜSSIGKEITSMANGEL ○ WETTER ○ ALKOHOL

○ _______ ○ _______ ○ _______ ○ _______ ○ _______

MEDIKAMENTE

MEDIKAMENT	DOSIS	EINNAHMEZEIT	WIRKUNG

NOTIZEN

| DATUM | | WOCHENTAG | |

| DAUER | | STÄRKE | ○ LEICHT | ○ MITTEL | ○ STARK |

POSITION
○ RECHTS ○ LINKS ○ STIRN ○ MITTIG ○ OHR ○ SCHLÄFE ○ HINTEN

BEGLEITSYMPTOME
○ ÜBELKEIT ○ ERBRECHEN ○ SCHWINDEL ○ SCHWÄCHE
○ LICHTEMPFINDLICHKEIT ○ LÄRMEMPFINDLICHKEIT ○ APPETITLOSIGKEIT ○ GERUCHSEMPFINDLICHKEIT
○ SPRACHSTÖRUNGEN ○ SEHSTÖRUNGEN ○ __________ ○ __________ ○ __________

AUSLÖSER
○ STRESS ○ EMOTIONEN ○ HORMONE ○ ERNÄHRUNG
○ ERSCHÖPFUNG ○ FLÜSSIGKEITSMANGEL ○ WETTER ○ ALKOHOL
○ __________ ○ __________ ○ __________ ○ __________ ○ __________

MEDIKAMENTE

MEDIKAMENT	DOSIS	EINNAHMEZEIT	WIRKUNG

NOTIZEN

DATUM		WOCHENTAG	

DAUER

STÄRKE ○ LEICHT   ○ MITTEL   ○ STARK

POSITION ○ RECHTS ○ LINKS ○ STIRN ○ MITTIG ○ OHR ○ SCHLÄFE ○ HINTEN

BEGLEITSYMPTOME

○ ÜBELKEIT   ○ ERBRECHEN   ○ SCHWINDEL   ○ SCHWÄCHE

○ LICHTEMPFINDLICHKEIT   ○ LÄRMEMPFINDLICHKEIT   ○ APPETITLOSIGKEIT   ○ GERUCHSEMPFINDLICHKEIT

○ SPRACHSTÖRUNGEN   ○ SEHSTÖRUNGEN   ○ __________   ○ __________   ○ __________

AUSLÖSER

○ STRESS   ○ EMOTIONEN   ○ HORMONE   ○ ERNÄHRUNG

○ ERSCHÖPFUNG   ○ FLÜSSIGKEITSMANGEL   ○ WETTER   ○ ALKOHOL

○ __________   ○ __________   ○ __________   ○ __________   ○ __________

MEDIKAMENTE

MEDIKAMENT	DOSIS	EINNAHMEZEIT	WIRKUNG

NOTIZEN

MEDIKAMENTE

MEDIKAMENT	DOSIS	EINNAHMEZEIT	WIRKUNG

| DATUM | | WOCHENTAG | |

| DAUER | | STÄRKE | ○ LEICHT | ○ MITTEL | ○ STARK |

POSITION
○ RECHTS ○ LINKS ○ STIRN ○ MITTIG ○ OHR ○ SCHLÄFE ○ HINTEN

BEGLEITSYMPTOME
○ ÜBELKEIT ○ ERBRECHEN ○ SCHWINDEL ○ SCHWÄCHE
○ LICHTEMPFINDLICHKEIT ○ LÄRMEMPFINDLICHKEIT ○ APPETITLOSIGKEIT ○ GERUCHSEMPFINDLICHKEIT
○ SPRACHSTÖRUNGEN ○ SEHSTÖRUNGEN ○ ___________ ○ ___________ ○ ___________

AUSLÖSER
○ STRESS ○ EMOTIONEN ○ HORMONE ○ ERNÄHRUNG
○ ERSCHÖPFUNG ○ FLÜSSIGKEITSMANGEL ○ WETTER ○ ALKOHOL
○ ___________ ○ ___________ ○ ___________ ○ ___________ ○ ___________

MEDIKAMENTE

MEDIKAMENT	DOSIS	EINNAHMEZEIT	WIRKUNG

NOTIZEN

WOCHENTAG

DAUER

STÄRKE   ○ LEICHT   ○ MITTEL   ○ STARK

POSITION   ○ RECHTS   ○ LINKS   ○ STIRN   ○ MITTIG   ○ OHR   ○ SCHLÄFE   ○ HINTEN

BEGLEITSYMPTOME

○ ÜBELKEIT   ○ ERBRECHEN   ○ SCHWINDEL   ○ SCHWÄCHE

○ LICHTEMPFINDLICHKEIT   ○ LÄRMEMPFINDLICHKEIT   ○ APPETITLOSIGKEIT   ○ GERUCHSEMPFINDLICHKEIT

○ SPRACHSTÖRUNGEN   ○ SEHSTÖRUNGEN   ○ _______   ○ _______   ○ _______

AUSLÖSER

○ STRESS   ○ EMOTIONEN   ○ HORMONE   ○ ERNÄHRUNG

○ ERSCHÖPFUNG   ○ FLÜSSIGKEITSMANGEL   ○ WETTER   ○ ALKOHOL

○ _______   ○ _______   ○ _______   ○ _______   ○ _______

MEDIKAMENTE

MEDIKAMENT	DOSIS	EINNAHMEZEIT	WIRKUNG

NOTIZEN

DATUM		WOCHENTAG	

| DAUER | | STÄRKE | ○ LEICHT | ○ MITTEL | ○ STARK |

POSITION

○ RECHTS   ○ LINKS   ○ STIRN   ○ MITTIG   ○ OHR   ○ SCHLÄFE   ○ HINTEN

BEGLEITSYMPTOME

○ ÜBELKEIT   ○ ERBRECHEN   ○ SCHWINDEL   ○ SCHWÄCHE

○ LICHTEMPFINDLICHKEIT   ○ LÄRMEMPFINDLICHKEIT   ○ APPETITLOSIGKEIT   ○ GERUCHSEMPFINDLICHKEIT

○ SPRACHSTÖRUNGEN   ○ SEHSTÖRUNGEN   ○ __________   ○ __________   ○ __________

AUSLÖSER

○ STRESS   ○ EMOTIONEN   ○ HORMONE   ○ ERNÄHRUNG

○ ERSCHÖPFUNG   ○ FLÜSSIGKEITSMANGEL   ○ WETTER   ○ ALKOHOL

○ __________   ○ __________   ○ __________   ○ __________   ○ __________

MEDIKAMENTE

MEDIKAMENT	DOSIS	EINNAHMEZEIT	WIRKUNG

NOTIZEN

| DATUM | | WOCHENTAG | |

| DAUER | | STÄRKE | ○ LEICHT | ○ MITTEL | ○ STARK |

POSITION
○ RECHTS ○ LINKS ○ STIRN ○ MITTIG ○ OHR ○ SCHLÄFE ○ HINTEN

BEGLEITSYMPTOME
○ ÜBELKEIT ○ ERBRECHEN ○ SCHWINDEL ○ SCHWÄCHE
○ LICHTEMPFINDLICHKEIT ○ LÄRMEMPFINDLICHKEIT ○ APPETITLOSIGKEIT ○ GERUCHSEMPFINDLICHKEIT
○ SPRACHSTÖRUNGEN ○ SEHSTÖRUNGEN ○ _____ ○ _____ ○ _____

AUSLÖSER
○ STRESS ○ EMOTIONEN ○ HORMONE ○ ERNÄHRUNG
○ ERSCHÖPFUNG ○ FLÜSSIGKEITSMANGEL ○ WETTER ○ ALKOHOL
○ _____ ○ _____ ○ _____ ○ _____ ○ _____

MEDIKAMENTE

MEDIKAMENT	DOSIS	EINNAHMEZEIT	WIRKUNG

NOTIZEN

DATUM

WOCHENTAG

DAUER

STÄRKE ○ LEICHT   ○ MITTEL   ○ STARK

POSITION ○ RECHTS   ○ LINKS   ○ STIRN   ○ MITTIG   ○ OHR   ○ SCHLÄFE   ○ HINTEN

BEGLEITSYMPTOME

○ ÜBELKEIT   ○ ERBRECHEN   ○ SCHWINDEL   ○ SCHWÄCHE

○ LICHTEMPFINDLICHKEIT   ○ LÄRMEMPFINDLICHKEIT   ○ APPETITLOSIGKEIT   ○ GERUCHSEMPFINDLICHKEIT

○ SPRACHSTÖRUNGEN   ○ SEHSTÖRUNGEN   ○ __________   ○ __________   ○ __________

AUSLÖSER

○ STRESS   ○ EMOTIONEN   ○ HORMONE   ○ ERNÄHRUNG

○ ERSCHÖPFUNG   ○ FLÜSSIGKEITSMANGEL   ○ WETTER   ○ ALKOHOL

○ __________   ○ __________   ○ __________   ○ __________   ○ __________

MEDIKAMENTE

MEDIKAMENT	DOSIS	EINNAHMEZEIT	WIRKUNG

NOTIZEN

DATUM		WOCHENTAG	

DAUER		STÄRKE	○ LEICHT	○ MITTEL	○ STARK

POSITION
○ RECHTS ○ LINKS ○ STIRN ○ MITTIG ○ OHR ○ SCHLÄFE ○ HINTEN

BEGLEITSYMPTOME

○ ÜBELKEIT ○ ERBRECHEN ○ SCHWINDEL ○ SCHWÄCHE

○ LICHTEMPFINDLICHKEIT ○ LÄRMEMPFINDLICHKEIT ○ APPETITLOSIGKEIT ○ GERUCHSEMPFINDLICHKEIT

○ SPRACHSTÖRUNGEN ○ SEHSTÖRUNGEN ○ __________ ○ __________ ○ __________

AUSLÖSER

○ STRESS ○ EMOTIONEN ○ HORMONE ○ ERNÄHRUNG

○ ERSCHÖPFUNG ○ FLÜSSIGKEITSMANGEL ○ WETTER ○ ALKOHOL

○ __________ ○ __________ ○ __________ ○ __________ ○ __________

MEDIKAMENTE

MEDIKAMENT	DOSIS	EINNAHMEZEIT	WIRKUNG

NOTIZEN

DATUM

WOCHENTAG

DAUER

STÄRKE

○ LEICHT   ○ MITTEL   ○ STARK

POSITION

○ RECHTS   ○ LINKS   ○ STIRN   ○ MITTIG   ○ OHR   ○ SCHLÄFE   ○ HINTEN

BEGLEITSYMPTOME

○ ÜBELKEIT   ○ ERBRECHEN   ○ SCHWINDEL   ○ SCHWÄCHE

○ LICHTEMPFINDLICHKEIT   ○ LÄRMEMPFINDLICHKEIT   ○ APPETITLOSIGKEIT   ○ GERUCHSEMPFINDLICHKEIT

○ SPRACHSTÖRUNGEN   ○ SEHSTÖRUNGEN   ○ __________   ○ __________   ○ __________

AUSLÖSER

○ STRESS   ○ EMOTIONEN   ○ HORMONE   ○ ERNÄHRUNG

○ ERSCHÖPFUNG   ○ FLÜSSIGKEITSMANGEL   ○ WETTER   ○ ALKOHOL

○ __________   ○ __________   ○ __________   ○ __________   ○ __________

MEDIKAMENTE

MEDIKAMENT	DOSIS	EINNAHMEZEIT	WIRKUNG

NOTIZEN

MEDIKAMENTE

MEDIKAMENT	DOSIS	EINNAHMEZEIT	WIRKUNG

WOCHENTAG

DAUER

STÄRKE — LEICHT — MITTEL — STARK

POSITION — RECHTS — LINKS — STIRN — MITTIG — OHR — SCHLÄFE — HINTEN

BEGLEITSYMPTOME

ÜBELKEIT — ERBRECHEN — SCHWINDEL — SCHWÄCHE

LICHTEMPFINDLICHKEIT — LÄRMEMPFINDLICHKEIT — APPETITLOSIGKEIT — GERUCHSEMPFINDLICHKEIT

SPRACHSTÖRUNGEN — SEHSTÖRUNGEN — _______ — _______ — _______

AUSLÖSER

STRESS — EMOTIONEN — HORMONE — ERNÄHRUNG

ERSCHÖPFUNG — FLÜSSIGKEITSMANGEL — WETTER — ALKOHOL

_______ — _______ — _______ — _______ — _______

MEDIKAMENTE

MEDIKAMENT	DOSIS	EINNAHMEZEIT	WIRKUNG

NOTIZEN

DATUM

WOCHENTAG

DAUER

STÄRKE ○ LEICHT ○ MITTEL ○ STARK

POSITION ○ RECHTS ○ LINKS ○ STIRN ○ MITTIG ○ OHR ○ SCHLÄFE ○ HINTEN

BEGLEITSYMPTOME

○ ÜBELKEIT   ○ ERBRECHEN   ○ SCHWINDEL   ○ SCHWÄCHE

○ LICHTEMPFINDLICHKEIT   ○ LÄRMEMPFINDLICHKEIT   ○ APPETITLOSIGKEIT   ○ GERUCHSEMPFINDLICHKEIT

○ SPRACHSTÖRUNGEN   ○ SEHSTÖRUNGEN   ○ __________   ○ __________   ○ __________

AUSLÖSER

○ STRESS   ○ EMOTIONEN   ○ HORMONE   ○ ERNÄHRUNG

○ ERSCHÖPFUNG   ○ FLÜSSIGKEITSMANGEL   ○ WETTER   ○ ALKOHOL

○ __________   ○ __________   ○ __________   ○ __________   ○ __________

MEDIKAMENTE

MEDIKAMENT	DOSIS	EINNAHMEZEIT	WIRKUNG

NOTIZEN

DATUM		WOCHENTAG	

| DAUER | | STÄRKE | ○ LEICHT | ○ MITTEL | ○ STARK |

POSITION
○ RECHTS   ○ LINKS   ○ STIRN   ○ MITTIG   ○ OHR   ○ SCHLÄFE   ○ HINTEN

BEGLEITSYMPTOME
○ ÜBELKEIT   ○ ERBRECHEN   ○ SCHWINDEL   ○ SCHWÄCHE
○ LICHTEMPFINDLICHKEIT   ○ LÄRMEMPFINDLICHKEIT   ○ APPETITLOSIGKEIT   ○ GERUCHSEMPFINDLICHKEIT
○ SPRACHSTÖRUNGEN   ○ SEHSTÖRUNGEN   ○ ___________   ○ ___________   ○ ___________

AUSLÖSER
○ STRESS   ○ EMOTIONEN   ○ HORMONE   ○ ERNÄHRUNG
○ ERSCHÖPFUNG   ○ FLÜSSIGKEITSMANGEL   ○ WETTER   ○ ALKOHOL
○ ___________   ○ ___________   ○ ___________   ○ ___________   ○ ___________

MEDIKAMENTE

MEDIKAMENT	DOSIS	EINNAHMEZEIT	WIRKUNG

NOTIZEN

DATUM		WOCHENTAG	

DAUER		STÄRKE	○ LEICHT	○ MITTEL	○ STARK

POSITION
○ RECHTS ○ LINKS ○ STIRN ○ MITTIG ○ OHR ○ SCHLÄFE ○ HINTEN

BEGLEITSYMPTOME
○ ÜBELKEIT ○ ERBRECHEN ○ SCHWINDEL ○ SCHWÄCHE
○ LICHTEMPFINDLICHKEIT ○ LÄRMEMPFINDLICHKEIT ○ APPETITLOSIGKEIT ○ GERUCHSEMPFINDLICHKEIT
○ SPRACHSTÖRUNGEN ○ SEHSTÖRUNGEN ○ __________ ○ __________ ○ __________

AUSLÖSER
○ STRESS ○ EMOTIONEN ○ HORMONE ○ ERNÄHRUNG
○ ERSCHÖPFUNG ○ FLÜSSIGKEITSMANGEL ○ WETTER ○ ALKOHOL
○ __________ ○ __________ ○ __________ ○ __________ ○ __________

MEDIKAMENTE

MEDIKAMENT	DOSIS	EINNAHMEZEIT	WIRKUNG

NOTIZEN

DATUM		WOCHENTAG	

DAUER

STÄRKE   ○ LEICHT   ○ MITTEL   ○ STARK

POSITION   ○ RECHTS   ○ LINKS   ○ STIRN   ○ MITTIG   ○ OHR   ○ SCHLÄFE   ○ HINTEN

BEGLEITSYMPTOME

○ ÜBELKEIT   ○ ERBRECHEN   ○ SCHWINDEL   ○ SCHWÄCHE

○ LICHTEMPFINDLICHKEIT   ○ LÄRMEMPFINDLICHKEIT   ○ APPETITLOSIGKEIT   ○ GERUCHSEMPFINDLICHKEIT

○ SPRACHSTÖRUNGEN   ○ SEHSTÖRUNGEN   ○ _______   ○ _______   ○ _______

AUSLÖSER

○ STRESS   ○ EMOTIONEN   ○ HORMONE   ○ ERNÄHRUNG

○ ERSCHÖPFUNG   ○ FLÜSSIGKEITSMANGEL   ○ WETTER   ○ ALKOHOL

○ _______   ○ _______   ○ _______   ○ _______   ○ _______

MEDIKAMENTE

MEDIKAMENT	DOSIS	EINNAHMEZEIT	WIRKUNG

NOTIZEN

| DATUM | | WOCHENTAG | |

DAUER   **STÄRKE** ○ LEICHT ○ MITTEL ○ STARK

POSITION ○ RECHTS ○ LINKS ○ STIRN ○ MITTIG ○ OHR ○ SCHLÄFE ○ HINTEN

BEGLEITSYMPTOME

○ ÜBELKEIT   ○ ERBRECHEN   ○ SCHWINDEL   ○ SCHWÄCHE

○ LICHTEMPFINDLICHKEIT   ○ LÄRMEMPFINDLICHKEIT   ○ APPETITLOSIGKEIT   ○ GERUCHSEMPFINDLICHKEIT

○ SPRACHSTÖRUNGEN   ○ SEHSTÖRUNGEN   ○ _______   ○ _______   ○ _______

AUSLÖSER

○ STRESS   ○ EMOTIONEN   ○ HORMONE   ○ ERNÄHRUNG

○ ERSCHÖPFUNG   ○ FLÜSSIGKEITSMANGEL   ○ WETTER   ○ ALKOHOL

○ _______   ○ _______   ○ _______   ○ _______   ○ _______

MEDIKAMENTE

MEDIKAMENT	DOSIS	EINNAHMEZEIT	WIRKUNG

NOTIZEN

<table>
<tr><td>DATUM</td><td></td><td>WOCHENTAG</td><td></td></tr>
</table>

DATUM

WOCHENTAG

DAUER

STÄRKE
- ○ LEICHT
- ○ MITTEL
- ○ STARK

POSITION
- ○ RECHTS
- ○ LINKS
- ○ STIRN
- ○ MITTIG
- ○ OHR
- ○ SCHLÄFE
- ○ HINTEN

BEGLEITSYMPTOME
- ○ ÜBELKEIT
- ○ ERBRECHEN
- ○ SCHWINDEL
- ○ SCHWÄCHE
- ○ LICHTEMPFINDLICHKEIT
- ○ LÄRMEMPFINDLICHKEIT
- ○ APPETITLOSIGKEIT
- ○ GERUCHSEMPFINDLICHKEIT
- ○ SPRACHSTÖRUNGEN
- ○ SEHSTÖRUNGEN
- ○ _______________
- ○ _______________
- ○ _______________

AUSLÖSER
- ○ STRESS
- ○ EMOTIONEN
- ○ HORMONE
- ○ ERNÄHRUNG
- ○ ERSCHÖPFUNG
- ○ FLÜSSIGKEITSMANGEL
- ○ WETTER
- ○ ALKOHOL
- ○ _______________
- ○ _______________
- ○ _______________
- ○ _______________
- ○ _______________

MEDIKAMENTE

MEDIKAMENT	DOSIS	EINNAHMEZEIT	WIRKUNG

NOTIZEN

MEDIKAMENTE

MEDIKAMENT	DOSIS	EINNAHMEZEIT	WIRKUNG

DATUM		WOCHENTAG	

DAUER

STÄRKE ○ LEICHT   ○ MITTEL   ○ STARK

POSITION ○ RECHTS ○ LINKS ○ STIRN ○ MITTIG ○ OHR ○ SCHLÄFE ○ HINTEN

BEGLEITSYMPTOME

○ ÜBELKEIT ○ ERBRECHEN ○ SCHWINDEL ○ SCHWÄCHE

○ LICHTEMPFINDLICHKEIT ○ LÄRMEMPFINDLICHKEIT ○ APPETITLOSIGKEIT ○ GERUCHSEMPFINDLICHKEIT

○ SPRACHSTÖRUNGEN ○ SEHSTÖRUNGEN ○ _________ ○ _________ ○ _________

AUSLÖSER

○ STRESS ○ EMOTIONEN ○ HORMONE ○ ERNÄHRUNG

○ ERSCHÖPFUNG ○ FLÜSSIGKEITSMANGEL ○ WETTER ○ ALKOHOL

○ _________ ○ _________ ○ _________ ○ _________ ○ _________

MEDIKAMENTE

MEDIKAMENT	DOSIS	EINNAHMEZEIT	WIRKUNG

NOTIZEN

DATUM

WOCHENTAG

DAUER

STÄRKE
○ LEICHT   ○ MITTEL   ○ STARK

POSITION
○ RECHTS   ○ LINKS   ○ STIRN   ○ MITTIG   ○ OHR   ○ SCHLÄFE   ○ HINTEN

BEGLEITSYMPTOME
○ ÜBELKEIT   ○ ERBRECHEN   ○ SCHWINDEL   ○ SCHWÄCHE
○ LICHTEMPFINDLICHKEIT   ○ LÄRMEMPFINDLICHKEIT   ○ APPETITLOSIGKEIT   ○ GERUCHSEMPFINDLICHKEIT
○ SPRACHSTÖRUNGEN   ○ SEHSTÖRUNGEN   ○ _______   ○ _______   ○ _______

AUSLÖSER
○ STRESS   ○ EMOTIONEN   ○ HORMONE   ○ ERNÄHRUNG
○ ERSCHÖPFUNG   ○ FLÜSSIGKEITSMANGEL   ○ WETTER   ○ ALKOHOL
○ _______   ○ _______   ○ _______   ○ _______   ○ _______

MEDIKAMENTE

MEDIKAMENT	DOSIS	EINNAHMEZEIT	WIRKUNG

NOTIZEN

DATUM

WOCHENTAG

DAUER

STÄRKE ○ LEICHT ○ MITTEL ○ STARK

POSITION ○ RECHTS ○ LINKS ○ STIRN ○ MITTIG ○ OHR ○ SCHLÄFE ○ HINTEN

BEGLEITSYMPTOME

○ ÜBELKEIT ○ ERBRECHEN ○ SCHWINDEL ○ SCHWÄCHE

○ LICHTEMPFINDLICHKEIT ○ LÄRMEMPFINDLICHKEIT ○ APPETITLOSIGKEIT ○ GERUCHSEMPFINDLICHKEIT

○ SPRACHSTÖRUNGEN ○ SEHSTÖRUNGEN ○ _____ ○ _____ ○ _____

AUSLÖSER

○ STRESS ○ EMOTIONEN ○ HORMONE ○ ERNÄHRUNG

○ ERSCHÖPFUNG ○ FLÜSSIGKEITSMANGEL ○ WETTER ○ ALKOHOL

○ _____ ○ _____ ○ _____ ○ _____ ○ _____

MEDIKAMENTE

MEDIKAMENT	DOSIS	EINNAHMEZEIT	WIRKUNG

NOTIZEN

DATUM		WOCHENTAG	

DAUER

STÄRKE — ○ LEICHT ○ MITTEL ○ STARK

POSITION — ○ RECHTS ○ LINKS ○ STIRN ○ MITTIG ○ OHR ○ SCHLÄFE ○ HINTEN

BEGLEITSYMPTOME

○ ÜBELKEIT ○ ERBRECHEN ○ SCHWINDEL ○ SCHWÄCHE

○ LICHTEMPFINDLICHKEIT ○ LÄRMEMPFINDLICHKEIT ○ APPETITLOSIGKEIT ○ GERUCHSEMPFINDLICHKEIT

○ SPRACHSTÖRUNGEN ○ SEHSTÖRUNGEN ○ ______ ○ ______ ○ ______

AUSLÖSER

○ STRESS ○ EMOTIONEN ○ HORMONE ○ ERNÄHRUNG

○ ERSCHÖPFUNG ○ FLÜSSIGKEITSMANGEL ○ WETTER ○ ALKOHOL

○ ______ ○ ______ ○ ______ ○ ______ ○ ______

MEDIKAMENTE

MEDIKAMENT	DOSIS	EINNAHMEZEIT	WIRKUNG

NOTIZEN

DATUM

WOCHENTAG

DAUER

STÄRKE ○ LEICHT ○ MITTEL ○ STARK

POSITION ○ RECHTS ○ LINKS ○ STIRN ○ MITTIG ○ OHR ○ SCHLÄFE ○ HINTEN

BEGLEITSYMPTOME

○ ÜBELKEIT ○ ERBRECHEN ○ SCHWINDEL ○ SCHWÄCHE

○ LICHTEMPFINDLICHKEIT ○ LÄRMEMPFINDLICHKEIT ○ APPETITLOSIGKEIT ○ GERUCHSEMPFINDLICHKEIT

○ SPRACHSTÖRUNGEN ○ SEHSTÖRUNGEN ○ __________ ○ __________ ○ __________

AUSLÖSER

○ STRESS ○ EMOTIONEN ○ HORMONE ○ ERNÄHRUNG

○ ERSCHÖPFUNG ○ FLÜSSIGKEITSMANGEL ○ WETTER ○ ALKOHOL

○ __________ ○ __________ ○ __________ ○ __________ ○ __________

MEDIKAMENTE

MEDIKAMENT	DOSIS	EINNAHMEZEIT	WIRKUNG

NOTIZEN

DATUM		WOCHENTAG	

DAUER

STÄRKE ○ LEICHT ○ MITTEL ○ STARK

POSITION ○ RECHTS ○ LINKS ○ STIRN ○ MITTIG ○ OHR ○ SCHLÄFE ○ HINTEN

BEGLEITSYMPTOME

○ ÜBELKEIT ○ ERBRECHEN ○ SCHWINDEL ○ SCHWÄCHE

○ LICHTEMPFINDLICHKEIT ○ LÄRMEMPFINDLICHKEIT ○ APPETITLOSIGKEIT ○ GERUCHSEMPFINDLICHKEIT

○ SPRACHSTÖRUNGEN ○ SEHSTÖRUNGEN ○ ___________ ○ ___________ ○ ___________

AUSLÖSER

○ STRESS ○ EMOTIONEN ○ HORMONE ○ ERNÄHRUNG

○ ERSCHÖPFUNG ○ FLÜSSIGKEITSMANGEL ○ WETTER ○ ALKOHOL

○ ___________ ○ ___________ ○ ___________ ○ ___________ ○ ___________

MEDIKAMENTE

MEDIKAMENT	DOSIS	EINNAHMEZEIT	WIRKUNG

NOTIZEN

| DATUM | | WOCHENTAG | |

DAUER

STÄRKE ○ LEICHT ○ MITTEL ○ STARK

POSITION ○ RECHTS ○ LINKS ○ STIRN ○ MITTIG ○ OHR ○ SCHLÄFE ○ HINTEN

BEGLEITSYMPTOME

○ ÜBELKEIT ○ ERBRECHEN ○ SCHWINDEL ○ SCHWÄCHE

○ LICHTEMPFINDLICHKEIT ○ LÄRMEMPFINDLICHKEIT ○ APPETITLOSIGKEIT ○ GERUCHSEMPFINDLICHKEIT

○ SPRACHSTÖRUNGEN ○ SEHSTÖRUNGEN ○ ________ ○ ________ ○ ________

AUSLÖSER

○ STRESS ○ EMOTIONEN ○ HORMONE ○ ERNÄHRUNG

○ ERSCHÖPFUNG ○ FLÜSSIGKEITSMANGEL ○ WETTER ○ ALKOHOL

○ ________ ○ ________ ○ ________ ○ ________ ○ ________

MEDIKAMENTE

MEDIKAMENT	DOSIS	EINNAHMEZEIT	WIRKUNG

NOTIZEN

MEDIKAMENTE

MEDIKAMENT	DOSIS	EINNAHMEZEIT	WIRKUNG

NOTIZEN

DATUM		WOCHENTAG	

DAUER		STÄRKE	○ LEICHT	○ MITTEL	○ STARK

POSITION

○ RECHTS   ○ LINKS   ○ STIRN   ○ MITTIG   ○ OHR   ○ SCHLÄFE   ○ HINTEN

BEGLEITSYMPTOME

○ ÜBELKEIT   ○ ERBRECHEN   ○ SCHWINDEL   ○ SCHWÄCHE

○ LICHTEMPFINDLICHKEIT   ○ LÄRMEMPFINDLICHKEIT   ○ APPETITLOSIGKEIT   ○ GERUCHSEMPFINDLICHKEIT

○ SPRACHSTÖRUNGEN   ○ SEHSTÖRUNGEN   ○ ______   ○ ______   ○ ______

AUSLÖSER

○ STRESS   ○ EMOTIONEN   ○ HORMONE   ○ ERNÄHRUNG

○ ERSCHÖPFUNG   ○ FLÜSSIGKEITSMANGEL   ○ WETTER   ○ ALKOHOL

○ ______   ○ ______   ○ ______   ○ ______   ○ ______

MEDIKAMENTE

MEDIKAMENT	DOSIS	EINNAHMEZEIT	WIRKUNG

NOTIZEN

| DATUM | | WOCHENTAG | |

| DAUER | | STÄRKE | ○ LEICHT | ○ MITTEL | ○ STARK |

POSITION ○ RECHTS ○ LINKS ○ STIRN ○ MITTIG ○ OHR ○ SCHLÄFE ○ HINTEN

BEGLEITSYMPTOME

○ ÜBELKEIT ○ ERBRECHEN ○ SCHWINDEL ○ SCHWÄCHE

○ LICHTEMPFINDLICHKEIT ○ LÄRMEMPFINDLICHKEIT ○ APPETITLOSIGKEIT ○ GERUCHSEMPFINDLICHKEIT

○ SPRACHSTÖRUNGEN ○ SEHSTÖRUNGEN ○ ________ ○ ________ ○ ________

AUSLÖSER

○ STRESS ○ EMOTIONEN ○ HORMONE ○ ERNÄHRUNG

○ ERSCHÖPFUNG ○ FLÜSSIGKEITSMANGEL ○ WETTER ○ ALKOHOL

○ ________ ○ ________ ○ ________ ○ ________ ○ ________

MEDIKAMENTE

MEDIKAMENT	DOSIS	EINNAHMEZEIT	WIRKUNG

NOTIZEN

WOCHENTAG

DAUER

STÄRKE ◯ LEICHT ◯ MITTEL ◯ STARK

POSITION ◯ RECHTS ◯ LINKS ◯ STIRN ◯ MITTIG ◯ OHR ◯ SCHLÄFE ◯ HINTEN

BEGLEITSYMPTOME

◯ ÜBELKEIT ◯ ERBRECHEN ◯ SCHWINDEL ◯ SCHWÄCHE

◯ LICHTEMPFINDLICHKEIT ◯ LÄRMEMPFINDLICHKEIT ◯ APPETITLOSIGKEIT ◯ GERUCHSEMPFINDLICHKEIT

◯ SPRACHSTÖRUNGEN ◯ SEHSTÖRUNGEN ◯ __________ ◯ __________ ◯ __________

AUSLÖSER

◯ STRESS ◯ EMOTIONEN ◯ HORMONE ◯ ERNÄHRUNG

◯ ERSCHÖPFUNG ◯ FLÜSSIGKEITSMANGEL ◯ WETTER ◯ ALKOHOL

◯ __________ ◯ __________ ◯ __________ ◯ __________ ◯ __________

MEDIKAMENTE

MEDIKAMENT	DOSIS	EINNAHMEZEIT	WIRKUNG

NOTIZEN

DATUM

WOCHENTAG

DAUER

STÄRKE
- LEICHT
- MITTEL
- STARK

POSITION
- RECHTS
- LINKS
- STIRN
- MITTIG
- OHR
- SCHLÄFE
- HINTEN

BEGLEITSYMPTOME
- ÜBELKEIT
- ERBRECHEN
- SCHWINDEL
- SCHWÄCHE
- LICHTEMPFINDLICHKEIT
- LÄRMEMPFINDLICHKEIT
- APPETITLOSIGKEIT
- GERUCHSEMPFINDLICHKEIT
- SPRACHSTÖRUNGEN
- SEHSTÖRUNGEN
- _______
- _______
- _______

AUSLÖSER
- STRESS
- EMOTIONEN
- HORMONE
- ERNÄHRUNG
- ERSCHÖPFUNG
- FLÜSSIGKEITSMANGEL
- WETTER
- ALKOHOL
- _______
- _______
- _______
- _______
- _______

MEDIKAMENTE

MEDIKAMENT	DOSIS	EINNAHMEZEIT	WIRKUNG

NOTIZEN

<table>
<tr><td>

DATUM

</td><td>

WOCHENTAG

</td></tr>
<tr><td>

DAUER

</td><td>

STÄRKE ○ LEICHT ○ MITTEL ○ STARK

</td></tr>
</table>

POSITION ○ RECHTS ○ LINKS ○ STIRN ○ MITTIG ○ OHR ○ SCHLÄFE ○ HINTEN

BEGLEITSYMPTOME

○ ÜBELKEIT ○ ERBRECHEN ○ SCHWINDEL ○ SCHWÄCHE

○ LICHTEMPFINDLICHKEIT ○ LÄRMEMPFINDLICHKEIT ○ APPETITLOSIGKEIT ○ GERUCHSEMPFINDLICHKEIT

○ SPRACHSTÖRUNGEN ○ SEHSTÖRUNGEN ○ _______ ○ _______ ○ _______

AUSLÖSER

○ STRESS ○ EMOTIONEN ○ HORMONE ○ ERNÄHRUNG

○ ERSCHÖPFUNG ○ FLÜSSIGKEITSMANGEL ○ WETTER ○ ALKOHOL

○ _______ ○ _______ ○ _______ ○ _______ ○ _______

MEDIKAMENTE

MEDIKAMENT	DOSIS	EINNAHMEZEIT	WIRKUNG

NOTIZEN

MEDIKAMENTE

MEDIKAMENT	DOSIS	EINNAHMEZEIT	WIRKUNG

| DATUM | | WOCHENTAG | |

| DAUER | | STÄRKE | ○ LEICHT | ○ MITTEL | ○ STARK |

POSITION ○ RECHTS ○ LINKS ○ STIRN ○ MITTIG ○ OHR ○ SCHLÄFE ○ HINTEN

BEGLEITSYMPTOME

○ ÜBELKEIT ○ ERBRECHEN ○ SCHWINDEL ○ SCHWÄCHE

○ LICHTEMPFINDLICHKEIT ○ LÄRMEMPFINDLICHKEIT ○ APPETITLOSIGKEIT ○ GERUCHSEMPFINDLICHKEIT

○ SPRACHSTÖRUNGEN ○ SEHSTÖRUNGEN ○ _________ ○ _________ ○ _________

AUSLÖSER

○ STRESS ○ EMOTIONEN ○ HORMONE ○ ERNÄHRUNG

○ ERSCHÖPFUNG ○ FLÜSSIGKEITSMANGEL ○ WETTER ○ ALKOHOL

○ _________ ○ _________ ○ _________ ○ _________ ○ _________

MEDIKAMENTE

MEDIKAMENT	DOSIS	EINNAHMEZEIT	WIRKUNG

NOTIZEN

<table>
<tr><td>DATUM</td><td></td><td>WOCHENTAG</td><td></td></tr>
</table>

<table>
<tr><td>DAUER</td><td></td><td>STÄRKE</td><td>○ LEICHT   ○ MITTEL   ○ STARK</td></tr>
</table>

POSITION
○ RECHTS   ○ LINKS   ○ STIRN   ○ MITTIG   ○ OHR   ○ SCHLÄFE   ○ HINTEN

BEGLEITSYMPTOME

○ ÜBELKEIT   ○ ERBRECHEN   ○ SCHWINDEL   ○ SCHWÄCHE

○ LICHTEMPFINDLICHKEIT   ○ LÄRMEMPFINDLICHKEIT   ○ APPETITLOSIGKEIT   ○ GERUCHSEMPFINDLICHKEIT

○ SPRACHSTÖRUNGEN   ○ SEHSTÖRUNGEN   ○ _________   ○ _________   ○ _________

AUSLÖSER

○ STRESS   ○ EMOTIONEN   ○ HORMONE   ○ ERNÄHRUNG

○ ERSCHÖPFUNG   ○ FLÜSSIGKEITSMANGEL   ○ WETTER   ○ ALKOHOL

○ _________   ○ _________   ○ _________   ○ _________   ○ _________

MEDIKAMENTE

MEDIKAMENT	DOSIS	EINNAHMEZEIT	WIRKUNG

NOTIZEN

DATUM

WOCHENTAG

DAUER

STÄRKE ○ LEICHT ○ MITTEL ○ STARK

POSITION ○ RECHTS ○ LINKS ○ STIRN ○ MITTIG ○ OHR ○ SCHLÄFE ○ HINTEN

BEGLEITSYMPTOME

○ ÜBELKEIT ○ ERBRECHEN ○ SCHWINDEL ○ SCHWÄCHE

○ LICHTEMPFINDLICHKEIT ○ LÄRMEMPFINDLICHKEIT ○ APPETITLOSIGKEIT ○ GERUCHSEMPFINDLICHKEIT

○ SPRACHSTÖRUNGEN ○ SEHSTÖRUNGEN ○ _________ ○ _________ ○ _________

AUSLÖSER

○ STRESS ○ EMOTIONEN ○ HORMONE ○ ERNÄHRUNG

○ ERSCHÖPFUNG ○ FLÜSSIGKEITSMANGEL ○ WETTER ○ ALKOHOL

○ _________ ○ _________ ○ _________ ○ _________ ○ _________

MEDIKAMENTE

MEDIKAMENT	DOSIS	EINNAHMEZEIT	WIRKUNG

NOTIZEN

MIGRÄNE-TAGEBUCH

DATUM		WOCHENTAG	

DAUER		STÄRKE	○ LEICHT	○ MITTEL	○ STARK

POSITION

○ RECHTS ○ LINKS ○ STIRN ○ MITTIG ○ OHR ○ SCHLÄFE ○ HINTEN

BEGLEITSYMPTOME

○ ÜBELKEIT ○ ERBRECHEN ○ SCHWINDEL ○ SCHWÄCHE

○ LICHTEMPFINDLICHKEIT ○ LÄRMEMPFINDLICHKEIT ○ APPETITLOSIGKEIT ○ GERUCHSEMPFINDLICHKEIT

○ SPRACHSTÖRUNGEN ○ SEHSTÖRUNGEN ○ __________ ○ __________ ○ __________

AUSLÖSER

○ STRESS ○ EMOTIONEN ○ HORMONE ○ ERNÄHRUNG

○ ERSCHÖPFUNG ○ FLÜSSIGKEITSMANGEL ○ WETTER ○ ALKOHOL

○ __________ ○ __________ ○ __________ ○ __________ ○ __________

MEDIKAMENTE

MEDIKAMENT	DOSIS	EINNAHMEZEIT	WIRKUNG

NOTIZEN

DATUM		WOCHENTAG	

DAUER		STÄRKE	○ LEICHT	○ MITTEL	○ STARK

POSITION
○ RECHTS ○ LINKS ○ STIRN ○ MITTIG ○ OHR ○ SCHLÄFE ○ HINTEN

BEGLEITSYMPTOME

○ ÜBELKEIT ○ ERBRECHEN ○ SCHWINDEL ○ SCHWÄCHE

○ LICHTEMPFINDLICHKEIT ○ LÄRMEMPFINDLICHKEIT ○ APPETITLOSIGKEIT ○ GERUCHSEMPFINDLICHKEIT

○ SPRACHSTÖRUNGEN ○ SEHSTÖRUNGEN ○ __________ ○ __________ ○ __________

AUSLÖSER

○ STRESS ○ EMOTIONEN ○ HORMONE ○ ERNÄHRUNG

○ ERSCHÖPFUNG ○ FLÜSSIGKEITSMANGEL ○ WETTER ○ ALKOHOL

○ __________ ○ __________ ○ __________ ○ __________ ○ __________

MEDIKAMENTE

MEDIKAMENT	DOSIS	EINNAHMEZEIT	WIRKUNG

NOTIZEN

DATUM		WOCHENTAG	

DAUER		STÄRKE	○ LEICHT	○ MITTEL	○ STARK

POSITION

○ RECHTS ○ LINKS ○ STIRN ○ MITTIG ○ OHR ○ SCHLÄFE ○ HINTEN

BEGLEITSYMPTOME

○ ÜBELKEIT ○ ERBRECHEN ○ SCHWINDEL ○ SCHWÄCHE

○ LICHTEMPFINDLICHKEIT ○ LÄRMEMPFINDLICHKEIT ○ APPETITLOSIGKEIT ○ GERUCHSEMPFINDLICHKEIT

○ SPRACHSTÖRUNGEN ○ SEHSTÖRUNGEN ○ ________ ○ ________ ○ ________

AUSLÖSER

○ STRESS ○ EMOTIONEN ○ HORMONE ○ ERNÄHRUNG

○ ERSCHÖPFUNG ○ FLÜSSIGKEITSMANGEL ○ WETTER ○ ALKOHOL

○ ________ ○ ________ ○ ________ ○ ________ ○ ________

MEDIKAMENTE

MEDIKAMENT	DOSIS	EINNAHMEZEIT	WIRKUNG

NOTIZEN

DATUM

WOCHENTAG

DAUER

STÄRKE
○ LEICHT   ○ MITTEL   ○ STARK

POSITION
○ RECHTS   ○ LINKS   ○ STIRN   ○ MITTIG   ○ OHR   ○ SCHLÄFE   ○ HINTEN

BEGLEITSYMPTOME
○ ÜBELKEIT   ○ ERBRECHEN   ○ SCHWINDEL   ○ SCHWÄCHE

○ LICHTEMPFINDLICHKEIT   ○ LÄRMEMPFINDLICHKEIT   ○ APPETITLOSIGKEIT   ○ GERUCHSEMPFINDLICHKEIT

○ SPRACHSTÖRUNGEN   ○ SEHSTÖRUNGEN   ○ __________   ○ __________   ○ __________

AUSLÖSER
○ STRESS   ○ EMOTIONEN   ○ HORMONE   ○ ERNÄHRUNG

○ ERSCHÖPFUNG   ○ FLÜSSIGKEITSMANGEL   ○ WETTER   ○ ALKOHOL

○ __________   ○ __________   ○ __________   ○ __________   ○ __________

MEDIKAMENTE

MEDIKAMENT	DOSIS	EINNAHMEZEIT	WIRKUNG

NOTIZEN

MEDIKAMENTE

MEDIKAMENT	DOSIS	EINNAHMEZEIT	WIRKUNG

DATUM

WOCHENTAG

DAUER

STÄRKE

○ LEICHT ○ MITTEL ○ STARK

POSITION

○ RECHTS ○ LINKS ○ STIRN ○ MITTIG ○ OHR ○ SCHLÄFE ○ HINTEN

BEGLEITSYMPTOME

○ ÜBELKEIT ○ ERBRECHEN ○ SCHWINDEL ○ SCHWÄCHE

○ LICHTEMPFINDLICHKEIT ○ LÄRMEMPFINDLICHKEIT ○ APPETITLOSIGKEIT ○ GERUCHSEMPFINDLICHKEIT

○ SPRACHSTÖRUNGEN ○ SEHSTÖRUNGEN ○ __________ ○ __________ ○ __________

AUSLÖSER

○ STRESS ○ EMOTIONEN ○ HORMONE ○ ERNÄHRUNG

○ ERSCHÖPFUNG ○ FLÜSSIGKEITSMANGEL ○ WETTER ○ ALKOHOL

○ __________ ○ __________ ○ __________ ○ __________ ○ __________

MEDIKAMENTE

MEDIKAMENT	DOSIS	EINNAHMEZEIT	WIRKUNG

NOTIZEN

<table>
<tr><td>DATUM</td><td></td><td>WOCHENTAG</td><td></td></tr>
<tr><td>DAUER</td><td></td><td>STÄRKE</td><td>○ LEICHT   ○ MITTEL   ○ STARK</td></tr>
</table>

POSITION
○ RECHTS ○ LINKS ○ STIRN ○ MITTIG ○ OHR ○ SCHLÄFE ○ HINTEN

BEGLEITSYMPTOME
○ ÜBELKEIT ○ ERBRECHEN ○ SCHWINDEL ○ SCHWÄCHE
○ LICHTEMPFINDLICHKEIT ○ LÄRMEMPFINDLICHKEIT ○ APPETITLOSIGKEIT ○ GERUCHSEMPFINDLICHKEIT
○ SPRACHSTÖRUNGEN ○ SEHSTÖRUNGEN ○ ________ ○ ________ ○ ________

AUSLÖSER
○ STRESS ○ EMOTIONEN ○ HORMONE ○ ERNÄHRUNG
○ ERSCHÖPFUNG ○ FLÜSSIGKEITSMANGEL ○ WETTER ○ ALKOHOL
○ ________ ○ ________ ○ ________ ○ ________ ○ ________

MEDIKAMENTE

MEDIKAMENT	DOSIS	EINNAHMEZEIT	WIRKUNG

NOTIZEN

DAUER

STÄRKE
○ LEICHT   ○ MITTEL   ○ STARK

POSITION
○ RECHTS   ○ LINKS   ○ STIRN   ○ MITTIG   ○ OHR   ○ SCHLÄFE   ○ HINTEN

BEGLEITSYMPTOME

○ ÜBELKEIT   ○ ERBRECHEN   ○ SCHWINDEL   ○ SCHWÄCHE

○ LICHTEMPFINDLICHKEIT   ○ LÄRMEMPFINDLICHKEIT   ○ APPETITLOSIGKEIT   ○ GERUCHSEMPFINDLICHKEIT

○ SPRACHSTÖRUNGEN   ○ SEHSTÖRUNGEN   ○ __________   ○ __________   ○ __________

AUSLÖSER

○ STRESS   ○ EMOTIONEN   ○ HORMONE   ○ ERNÄHRUNG

○ ERSCHÖPFUNG   ○ FLÜSSIGKEITSMANGEL   ○ WETTER   ○ ALKOHOL

○ __________   ○ __________   ○ __________   ○ __________   ○ __________

MEDIKAMENTE

MEDIKAMENT	DOSIS	EINNAHMEZEIT	WIRKUNG

NOTIZEN

DATUM

WOCHENTAG

DAUER

STÄRKE ○ LEICHT   ○ MITTEL   ○ STARK

POSITION ○ RECHTS   ○ LINKS   ○ STIRN   ○ MITTIG   ○ OHR   ○ SCHLÄFE   ○ HINTEN

BEGLEITSYMPTOME

○ ÜBELKEIT   ○ ERBRECHEN   ○ SCHWINDEL   ○ SCHWÄCHE

○ LICHTEMPFINDLICHKEIT   ○ LÄRMEMPFINDLICHKEIT   ○ APPETITLOSIGKEIT   ○ GERUCHSEMPFINDLICHKEIT

○ SPRACHSTÖRUNGEN   ○ SEHSTÖRUNGEN   ○ __________   ○ __________   ○ __________

AUSLÖSER

○ STRESS   ○ EMOTIONEN   ○ HORMONE   ○ ERNÄHRUNG

○ ERSCHÖPFUNG   ○ FLÜSSIGKEITSMANGEL   ○ WETTER   ○ ALKOHOL

○ __________   ○ __________   ○ __________   ○ __________   ○ __________

MEDIKAMENTE

MEDIKAMENT	DOSIS	EINNAHMEZEIT	WIRKUNG

NOTIZEN

DATUM

WOCHENTAG

DAUER

STÄRKE
- ○ LEICHT
- ○ MITTEL
- ○ STARK

POSITION
- ○ RECHTS
- ○ LINKS
- ○ STIRN
- ○ MITTIG
- ○ OHR
- ○ SCHLÄFE
- ○ HINTEN

BEGLEITSYMPTOME
- ○ ÜBELKEIT
- ○ ERBRECHEN
- ○ SCHWINDEL
- ○ SCHWÄCHE
- ○ LICHTEMPFINDLICHKEIT
- ○ LÄRMEMPFINDLICHKEIT
- ○ APPETITLOSIGKEIT
- ○ GERUCHSEMPFINDLICHKEIT
- ○ SPRACHSTÖRUNGEN
- ○ SEHSTÖRUNGEN
- ○ _______________
- ○ _______________
- ○ _______________

AUSLÖSER
- ○ STRESS
- ○ EMOTIONEN
- ○ HORMONE
- ○ ERNÄHRUNG
- ○ ERSCHÖPFUNG
- ○ FLÜSSIGKEITSMANGEL
- ○ WETTER
- ○ ALKOHOL
- ○ _______________
- ○ _______________
- ○ _______________
- ○ _______________
- ○ _______________

MEDIKAMENTE

MEDIKAMENT	DOSIS	EINNAHMEZEIT	WIRKUNG

NOTIZEN

DATUM		WOCHENTAG	

DAUER		STÄRKE	○ LEICHT	○ MITTEL	○ STARK

POSITION

○ RECHTS ○ LINKS ○ STIRN ○ MITTIG ○ OHR ○ SCHLÄFE ○ HINTEN

BEGLEITSYMPTOME

○ ÜBELKEIT ○ ERBRECHEN ○ SCHWINDEL ○ SCHWÄCHE

○ LICHTEMPFINDLICHKEIT ○ LÄRMEMPFINDLICHKEIT ○ APPETITLOSIGKEIT ○ GERUCHSEMPFINDLICHKEIT

○ SPRACHSTÖRUNGEN ○ SEHSTÖRUNGEN ○ __________ ○ __________ ○ __________

AUSLÖSER

○ STRESS ○ EMOTIONEN ○ HORMONE ○ ERNÄHRUNG

○ ERSCHÖPFUNG ○ FLÜSSIGKEITSMANGEL ○ WETTER ○ ALKOHOL

○ __________ ○ __________ ○ __________ ○ __________ ○ __________

MEDIKAMENTE

MEDIKAMENT	DOSIS	EINNAHMEZEIT	WIRKUNG

NOTIZEN

DATUM		WOCHENTAG	

DAUER		STÄRKE	LEICHT	MITTEL	STARK

POSITION

RECHTS   LINKS   STIRN   MITTIG   OHR   SCHLÄFE   HINTEN

BEGLEITSYMPTOME

ÜBELKEIT   ERBRECHEN   SCHWINDEL   SCHWÄCHE

LICHTEMPFINDLICHKEIT   LÄRMEMPFINDLICHKEIT   APPETITLOSIGKEIT   GERUCHSEMPFINDLICHKEIT

SPRACHSTÖRUNGEN   SEHSTÖRUNGEN   ______   ______   ______

AUSLÖSER

STRESS   EMOTIONEN   HORMONE   ERNÄHRUNG

ERSCHÖPFUNG   FLÜSSIGKEITSMANGEL   WETTER   ALKOHOL

______   ______   ______   ______   ______

MEDIKAMENTE

MEDIKAMENT	DOSIS	EINNAHMEZEIT	WIRKUNG

NOTIZEN

MEDIKAMENT	DOSIS	EINNAHMEZEIT	WIRKUNG

DATUM		WOCHENTAG	

| DAUER | | STÄRKE | ◯ LEICHT | ◯ MITTEL | ◯ STARK |

POSITION ◯ RECHTS ◯ LINKS ◯ STIRN ◯ MITTIG ◯ OHR ◯ SCHLÄFE ◯ HINTEN

BEGLEITSYMPTOME

◯ ÜBELKEIT ◯ ERBRECHEN ◯ SCHWINDEL ◯ SCHWÄCHE

◯ LICHTEMPFINDLICHKEIT ◯ LÄRMEMPFINDLICHKEIT ◯ APPETITLOSIGKEIT ◯ GERUCHSEMPFINDLICHKEIT

◯ SPRACHSTÖRUNGEN ◯ SEHSTÖRUNGEN ◯ _________ ◯ _________ ◯ _________

AUSLÖSER

◯ STRESS ◯ EMOTIONEN ◯ HORMONE ◯ ERNÄHRUNG

◯ ERSCHÖPFUNG ◯ FLÜSSIGKEITSMANGEL ◯ WETTER ◯ ALKOHOL

◯ _________ ◯ _________ ◯ _________ ◯ _________ ◯ _________

MEDIKAMENTE

MEDIKAMENT	DOSIS	EINNAHMEZEIT	WIRKUNG

NOTIZEN

| DATUM | | WOCHENTAG | |

| DAUER | | STÄRKE | ○ LEICHT | ○ MITTEL | ○ STARK |

POSITION
○ RECHTS ○ LINKS ○ STIRN ○ MITTIG ○ OHR ○ SCHLÄFE ○ HINTEN

BEGLEITSYMPTOME

○ ÜBELKEIT ○ ERBRECHEN ○ SCHWINDEL ○ SCHWÄCHE

○ LICHTEMPFINDLICHKEIT ○ LÄRMEMPFINDLICHKEIT ○ APPETITLOSIGKEIT ○ GERUCHSEMPFINDLICHKEIT

○ SPRACHSTÖRUNGEN ○ SEHSTÖRUNGEN ○ __________ ○ __________ ○ __________

AUSLÖSER

○ STRESS ○ EMOTIONEN ○ HORMONE ○ ERNÄHRUNG

○ ERSCHÖPFUNG ○ FLÜSSIGKEITSMANGEL ○ WETTER ○ ALKOHOL

○ __________ ○ __________ ○ __________ ○ __________ ○ __________

MEDIKAMENTE

MEDIKAMENT	DOSIS	EINNAHMEZEIT	WIRKUNG

NOTIZEN

<table>
<tr><td>**DATUM**</td><td></td><td>**WOCHENTAG**</td><td></td></tr>
</table>

DATUM

WOCHENTAG

DAUER

STÄRKE ○ LEICHT   ○ MITTEL   ○ STARK

POSITION ○ RECHTS   ○ LINKS   ○ STIRN   ○ MITTIG   ○ OHR   ○ SCHLÄFE   ○ HINTEN

BEGLEITSYMPTOME

○ ÜBELKEIT   ○ ERBRECHEN   ○ SCHWINDEL   ○ SCHWÄCHE

○ LICHTEMPFINDLICHKEIT   ○ LÄRMEMPFINDLICHKEIT   ○ APPETITLOSIGKEIT   ○ GERUCHSEMPFINDLICHKEIT

○ SPRACHSTÖRUNGEN   ○ SEHSTÖRUNGEN   ○ __________   ○ __________   ○ __________

AUSLÖSER

○ STRESS   ○ EMOTIONEN   ○ HORMONE   ○ ERNÄHRUNG

○ ERSCHÖPFUNG   ○ FLÜSSIGKEITSMANGEL   ○ WETTER   ○ ALKOHOL

○ __________   ○ __________   ○ __________   ○ __________   ○ __________

MEDIKAMENTE

MEDIKAMENT	DOSIS	EINNAHMEZEIT	WIRKUNG

NOTIZEN

DATUM		WOCHENTAG	

| DAUER | | STÄRKE | ○ LEICHT | ○ MITTEL | ○ STARK |

POSITION
○ RECHTS ○ LINKS ○ STIRN ○ MITTIG ○ OHR ○ SCHLÄFE ○ HINTEN

BEGLEITSYMPTOME

○ ÜBELKEIT ○ ERBRECHEN ○ SCHWINDEL ○ SCHWÄCHE

○ LICHTEMPFINDLICHKEIT ○ LÄRMEMPFINDLICHKEIT ○ APPETITLOSIGKEIT ○ GERUCHSEMPFINDLICHKEIT

○ SPRACHSTÖRUNGEN ○ SEHSTÖRUNGEN ○ __________ ○ __________ ○ __________

AUSLÖSER

○ STRESS ○ EMOTIONEN ○ HORMONE ○ ERNÄHRUNG

○ ERSCHÖPFUNG ○ FLÜSSIGKEITSMANGEL ○ WETTER ○ ALKOHOL

○ __________ ○ __________ ○ __________ ○ __________ ○ __________

MEDIKAMENTE

MEDIKAMENT	DOSIS	EINNAHMEZEIT	WIRKUNG

NOTIZEN

MEDIKAMENTE			
MEDIKAMENT	DOSIS	EINNAHMEZEIT	WIRKUNG

DAUER

STÄRKE ◯ LEICHT ◯ MITTEL ◯ STARK

POSITION ◯ RECHTS ◯ LINKS ◯ STIRN ◯ MITTIG ◯ OHR ◯ SCHLÄFE ◯ HINTEN

BEGLEITSYMPTOME

◯ ÜBELKEIT ◯ ERBRECHEN ◯ SCHWINDEL ◯ SCHWÄCHE

◯ LICHTEMPFINDLICHKEIT ◯ LÄRMEMPFINDLICHKEIT ◯ APPETITLOSIGKEIT ◯ GERUCHSEMPFINDLICHKEIT

◯ SPRACHSTÖRUNGEN ◯ SEHSTÖRUNGEN ◯ _________ ◯ _________ ◯ _________

AUSLÖSER

◯ STRESS ◯ EMOTIONEN ◯ HORMONE ◯ ERNÄHRUNG

◯ ERSCHÖPFUNG ◯ FLÜSSIGKEITSMANGEL ◯ WETTER ◯ ALKOHOL

◯ _________ ◯ _________ ◯ _________ ◯ _________ ◯ _________

MEDIKAMENTE

MEDIKAMENT	DOSIS	EINNAHMEZEIT	WIRKUNG

NOTIZEN

DATUM

WOCHENTAG

DAUER

STÄRKE
○ LEICHT   ○ MITTEL   ○ STARK

POSITION
○ RECHTS   ○ LINKS   ○ STIRN   ○ MITTIG   ○ OHR   ○ SCHLÄFE   ○ HINTEN

BEGLEITSYMPTOME
○ ÜBELKEIT   ○ ERBRECHEN   ○ SCHWINDEL   ○ SCHWÄCHE
○ LICHTEMPFINDLICHKEIT   ○ LÄRMEMPFINDLICHKEIT   ○ APPETITLOSIGKEIT   ○ GERUCHSEMPFINDLICHKEIT
○ SPRACHSTÖRUNGEN   ○ SEHSTÖRUNGEN   ○ __________   ○ __________   ○ __________

AUSLÖSER
○ STRESS   ○ EMOTIONEN   ○ HORMONE   ○ ERNÄHRUNG
○ ERSCHÖPFUNG   ○ FLÜSSIGKEITSMANGEL   ○ WETTER   ○ ALKOHOL
○ __________   ○ __________   ○ __________   ○ __________   ○ __________

MEDIKAMENTE

MEDIKAMENT	DOSIS	EINNAHMEZEIT	WIRKUNG

NOTIZEN

| DATUM | | WOCHENTAG | |

| DAUER | | STÄRKE | ○ LEICHT | ○ MITTEL | ○ STARK |

POSITION
○ RECHTS ○ LINKS ○ STIRN ○ MITTIG ○ OHR ○ SCHLÄFE ○ HINTEN

BEGLEITSYMPTOME
○ ÜBELKEIT ○ ERBRECHEN ○ SCHWINDEL ○ SCHWÄCHE
○ LICHTEMPFINDLICHKEIT ○ LÄRMEMPFINDLICHKEIT ○ APPETITLOSIGKEIT ○ GERUCHSEMPFINDLICHKEIT
○ SPRACHSTÖRUNGEN ○ SEHSTÖRUNGEN ○ _________ ○ _________ ○ _________

AUSLÖSER
○ STRESS ○ EMOTIONEN ○ HORMONE ○ ERNÄHRUNG
○ ERSCHÖPFUNG ○ FLÜSSIGKEITSMANGEL ○ WETTER ○ ALKOHOL
○ _________ ○ _________ ○ _________ ○ _________ ○ _________

MEDIKAMENTE

MEDIKAMENT	DOSIS	EINNAHMEZEIT	WIRKUNG

NOTIZEN

DATUM		WOCHENTAG	

DAUER		STÄRKE	○ LEICHT	○ MITTEL	○ STARK

POSITION

○ RECHTS ○ LINKS ○ STIRN ○ MITTIG ○ OHR ○ SCHLÄFE ○ HINTEN

BEGLEITSYMPTOME

○ ÜBELKEIT ○ ERBRECHEN ○ SCHWINDEL ○ SCHWÄCHE

○ LICHTEMPFINDLICHKEIT ○ LÄRMEMPFINDLICHKEIT ○ APPETITLOSIGKEIT ○ GERUCHSEMPFINDLICHKEIT

○ SPRACHSTÖRUNGEN ○ SEHSTÖRUNGEN ○ ___________ ○ ___________ ○ ___________

AUSLÖSER

○ STRESS ○ EMOTIONEN ○ HORMONE ○ ERNÄHRUNG

○ ERSCHÖPFUNG ○ FLÜSSIGKEITSMANGEL ○ WETTER ○ ALKOHOL

○ ___________ ○ ___________ ○ ___________ ○ ___________ ○ ___________

MEDIKAMENTE

MEDIKAMENT	DOSIS	EINNAHMEZEIT	WIRKUNG

NOTIZEN

DATUM

WOCHENTAG

DAUER

STÄRKE
○ LEICHT   ○ MITTEL   ○ STARK

POSITION
○ RECHTS   ○ LINKS   ○ STIRN   ○ MITTIG   ○ OHR   ○ SCHLÄFE   ○ HINTEN

BEGLEITSYMPTOME
○ ÜBELKEIT   ○ ERBRECHEN   ○ SCHWINDEL   ○ SCHWÄCHE

○ LICHTEMPFINDLICHKEIT   ○ LÄRMEMPFINDLICHKEIT   ○ APPETITLOSIGKEIT   ○ GERUCHSEMPFINDLICHKEIT

○ SPRACHSTÖRUNGEN   ○ SEHSTÖRUNGEN   ○ __________   ○ __________   ○ __________

AUSLÖSER
○ STRESS   ○ EMOTIONEN   ○ HORMONE   ○ ERNÄHRUNG

○ ERSCHÖPFUNG   ○ FLÜSSIGKEITSMANGEL   ○ WETTER   ○ ALKOHOL

○ __________   ○ __________   ○ __________   ○ __________   ○ __________

MEDIKAMENTE

MEDIKAMENT	DOSIS	EINNAHMEZEIT	WIRKUNG

NOTIZEN

| **DATUM** | | **WOCHENTAG** | |

| **DAUER** | | **STÄRKE** | ○ LEICHT | ○ MITTEL | ○ STARK |

POSITION ○ RECHTS ○ LINKS ○ STIRN ○ MITTIG ○ OHR ○ SCHLÄFE ○ HINTEN

BEGLEITSYMPTOME

○ ÜBELKEIT ○ ERBRECHEN ○ SCHWINDEL ○ SCHWÄCHE

○ LICHTEMPFINDLICHKEIT ○ LÄRMEMPFINDLICHKEIT ○ APPETITLOSIGKEIT ○ GERUCHSEMPFINDLICHKEIT

○ SPRACHSTÖRUNGEN ○ SEHSTÖRUNGEN ○ _________ ○ _________ ○ _________

AUSLÖSER

○ STRESS ○ EMOTIONEN ○ HORMONE ○ ERNÄHRUNG

○ ERSCHÖPFUNG ○ FLÜSSIGKEITSMANGEL ○ WETTER ○ ALKOHOL

○ _________ ○ _________ ○ _________ ○ _________ ○ _________

MEDIKAMENTE

MEDIKAMENT	DOSIS	EINNAHMEZEIT	WIRKUNG

NOTIZEN

MEDIKAMENTE

MEDIKAMENT	DOSIS	EINNAHMEZEIT	WIRKUNG

DATUM		WOCHENTAG	

DAUER		STÄRKE	○ LEICHT	○ MITTEL	○ STARK

POSITION ○ RECHTS ○ LINKS ○ STIRN ○ MITTIG ○ OHR ○ SCHLÄFE ○ HINTEN

BEGLEITSYMPTOME

○ ÜBELKEIT ○ ERBRECHEN ○ SCHWINDEL ○ SCHWÄCHE

○ LICHTEMPFINDLICHKEIT ○ LÄRMEMPFINDLICHKEIT ○ APPETITLOSIGKEIT ○ GERUCHSEMPFINDLICHKEIT

○ SPRACHSTÖRUNGEN ○ SEHSTÖRUNGEN ○ _______ ○ _______ ○ _______

AUSLÖSER

○ STRESS ○ EMOTIONEN ○ HORMONE ○ ERNÄHRUNG

○ ERSCHÖPFUNG ○ FLÜSSIGKEITSMANGEL ○ WETTER ○ ALKOHOL

○ _______ ○ _______ ○ _______ ○ _______ ○ _______

MEDIKAMENTE

MEDIKAMENT	DOSIS	EINNAHMEZEIT	WIRKUNG

NOTIZEN

MEDIKAMENTE			
MEDIKAMENT	DOSIS	EINNAHMEZEIT	WIRKUNG

DATUM

WOCHENTAG

DAUER

STÄRKE
- LEICHT
- MITTEL
- STARK

POSITION
- RECHTS
- LINKS
- STIRN
- MITTIG
- OHR
- SCHLÄFE
- HINTEN

BEGLEITSYMPTOME

- ÜBELKEIT
- ERBRECHEN
- SCHWINDEL
- SCHWÄCHE
- LICHTEMPFINDLICHKEIT
- LÄRMEMPFINDLICHKEIT
- APPETITLOSIGKEIT
- GERUCHSEMPFINDLICHKEIT
- SPRACHSTÖRUNGEN
- SEHSTÖRUNGEN
- _______
- _______
- _______

AUSLÖSER

- STRESS
- EMOTIONEN
- HORMONE
- ERNÄHRUNG
- ERSCHÖPFUNG
- FLÜSSIGKEITSMANGEL
- WETTER
- ALKOHOL
- _______
- _______
- _______
- _______
- _______

MEDIKAMENTE

MEDIKAMENT	DOSIS	EINNAHMEZEIT	WIRKUNG

NOTIZEN

DATUM

WOCHENTAG

DAUER

STÄRKE
- ○ LEICHT
- ○ MITTEL
- ○ STARK

POSITION
- ○ RECHTS
- ○ LINKS
- ○ STIRN
- ○ MITTIG
- ○ OHR
- ○ SCHLÄFE
- ○ HINTEN

BEGLEITSYMPTOME
- ○ ÜBELKEIT
- ○ ERBRECHEN
- ○ SCHWINDEL
- ○ SCHWÄCHE
- ○ LICHTEMPFINDLICHKEIT
- ○ LÄRMEMPFINDLICHKEIT
- ○ APPETITLOSIGKEIT
- ○ GERUCHSEMPFINDLICHKEIT
- ○ SPRACHSTÖRUNGEN
- ○ SEHSTÖRUNGEN
- ○ _______________
- ○ _______________
- ○ _______________

AUSLÖSER
- ○ STRESS
- ○ EMOTIONEN
- ○ HORMONE
- ○ ERNÄHRUNG
- ○ ERSCHÖPFUNG
- ○ FLÜSSIGKEITSMANGEL
- ○ WETTER
- ○ ALKOHOL
- ○ _______________
- ○ _______________
- ○ _______________
- ○ _______________
- ○ _______________

MEDIKAMENTE

MEDIKAMENT	DOSIS	EINNAHMEZEIT	WIRKUNG

NOTIZEN

DATUM

WOCHENTAG

DAUER

STÄRKE

○ LEICHT   ○ MITTEL   ○ STARK

POSITION

○ RECHTS   ○ LINKS   ○ STIRN   ○ MITTIG   ○ OHR   ○ SCHLÄFE   ○ HINTEN

BEGLEITSYMPTOME

○ ÜBELKEIT   ○ ERBRECHEN   ○ SCHWINDEL   ○ SCHWÄCHE

○ LICHTEMPFINDLICHKEIT   ○ LÄRMEMPFINDLICHKEIT   ○ APPETITLOSIGKEIT   ○ GERUCHSEMPFINDLICHKEIT

○ SPRACHSTÖRUNGEN   ○ SEHSTÖRUNGEN   ○ ___________   ○ ___________   ○ ___________

AUSLÖSER

○ STRESS   ○ EMOTIONEN   ○ HORMONE   ○ ERNÄHRUNG

○ ERSCHÖPFUNG   ○ FLÜSSIGKEITSMANGEL   ○ WETTER   ○ ALKOHOL

○ ___________   ○ ___________   ○ ___________   ○ ___________   ○ ___________

MEDIKAMENTE

MEDIKAMENT	DOSIS	EINNAHMEZEIT	WIRKUNG

NOTIZEN

DATUM

WOCHENTAG

DAUER

STÄRKE
- ○ LEICHT
- ○ MITTEL
- ○ STARK

POSITION
- ○ RECHTS
- ○ LINKS
- ○ STIRN
- ○ MITTIG
- ○ OHR
- ○ SCHLÄFE
- ○ HINTEN

BEGLEITSYMPTOME
- ○ ÜBELKEIT
- ○ ERBRECHEN
- ○ SCHWINDEL
- ○ SCHWÄCHE
- ○ LICHTEMPFINDLICHKEIT
- ○ LÄRMEMPFINDLICHKEIT
- ○ APPETITLOSIGKEIT
- ○ GERUCHSEMPFINDLICHKEIT
- ○ SPRACHSTÖRUNGEN
- ○ SEHSTÖRUNGEN
- ○ _____________
- ○ _____________
- ○ _____________

AUSLÖSER
- ○ STRESS
- ○ EMOTIONEN
- ○ HORMONE
- ○ ERNÄHRUNG
- ○ ERSCHÖPFUNG
- ○ FLÜSSIGKEITSMANGEL
- ○ WETTER
- ○ ALKOHOL
- ○ _____________
- ○ _____________
- ○ _____________
- ○ _____________
- ○ _____________

MEDIKAMENTE

MEDIKAMENT	DOSIS	EINNAHMEZEIT	WIRKUNG

NOTIZEN

www.ingramcontent.com/pod-product-compliance
Lightning Source LLC
Chambersburg PA
CBHW070736250726
48662CB00004B/1565